ROBERT MORCHE

Lauréat de l'Académie de Médecine
Directeur de la Revue des Mutilés de l'Oreille
Secrétaire-Général de l'Association des Mutilés de l'Oreille
Membre de la Commission d'Oto-Rhino-Laryngologie
du Ministère des Pensions

La Lutte contre la Surdité

Encyclopédie des Mutilés de l'Oreille
avec 15 Illustrations de Domy

Préface du Médecin-Général Saint-Paul

Lettre aux Sourds du Professeur Charles Nicolle
Lauréat du Prix Nobel
Membre des Académies des Sciences et de Médecine

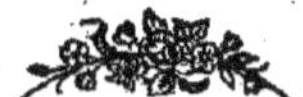

EDITION
DE LA
REVUE DES MUTILÉS DE L'OREILLE
Direction : Villa Carpe diem, Sanary (Var)

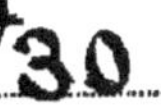

ROBERT MORCHE

Chevalier de la Légion d'Honneur
Lauréat de l'Académie de Médecine
Directeur de la Revue des Mutilés de l'Oreille
Secrétaire-Général de l'Association des Mutilés de l'Oreille
Membre de la Commission d'Oto-Rhino-Laryngologie
du Ministère des Pensions

La Lutte contre la Surdité

Encyclopédie des Mutilés de l'Oreille

avec 15 Illustrations de Domy

Préface du Médecin-Général Saint-Paul

Lettre aux Sourds du Professeur Charles Nicolle

Lauréat du Prix Nobel
Membre des Académies des Sciences et de Médecine

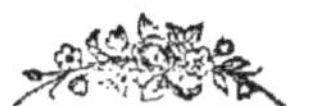

EDITION
DE LA
REVUE DES MUTILÉS DE L'OREILLE
Direction : Villa Carpe diem, Sanary (Var)

DU MÊME AUTEUR

Heures Poétiques, *poèmes*, Epuisé.

Nos Confidences, *album*. Epuisé.

Poèmes de Guerre. Epuisé.

Les Littérateurs Indépendants, *étude*. Epuisé.

Les Extases, *poèmes*. Epuisé.

Psychologie de l'Amour, *étude*. Epuisé.

Les Mutilés de l'Oreille. Epuisé.

Vade-Mecum d'Otologie. Epuisé.

L'Amour est-il coupable? *étude*, 3 fr. 50.

La Dépopulation, fléau de la France, (deuxième édition) *ouvrage honoré d'une souscription ministérielle*, 4 fr.

Cent Auteurs Contemporains, anthologie publiée sous la direction de Robert Morche, *préface d'Alfred Capus*, *de l'Académie Française*. Epuisé.

Anthologie des Indépendants, recueil publié sous la direction de Robert Morche, *préface d'Auguste Dorchain*, 12 francs. Epuisé.

L'Amour par les Annales, *roman d'amour*, quatrième édition), 10 francs).

De Paris à Jérusalem, *notes et souvenirs*, *préface du général Linder*, 10 fr. (Etranger : 14 fr.).

Guide de l'Ecrivain, (septième édition), *préface de Stéphen Liégeard et de Georges Lecomte, de l'Académie Française*. 10 fr. (Etranger, 14 fr.)

Guide du Mutilé de l'Oreille, *préface du Maréchal Lyautey, de l'Académie Française, ouvrage couronné par l'Académie de Médecine (Prix Vernois)*, 12 fr. (Etranger, 16 francs).

Les ouvrages non épuisés sont en vente à la *Librairie Médicale Maloine*, 27, rue de l'Ecole de Médecine, Paris et à la *Revue des Mutilés de l'Oreille*, Villa Carpe diem, Sanary (Var).

INTRODUCTION

Les infirmes de l'oreille représentent
une des catégories les plus intéressantes
de mutilés, l'une des plus dignes d'être
soutenue et encouragée.

Professeur WORMS

Ce livre succède au Vade-Mecum d'Otologie, *épuisé. Il le reproduit largement augmenté de nombreux chapitres inédits ou tirés d'articles de l'auteur publiés dans la presse.*

Il complète, sans le remplacer, toutefois, le Guide du Mutilé de l'Oreille *qu'un journal médical ne recommandait pas seulement aux sourds, mais encore à leurs médecins et qu'un autre organe surnommait la* Bible des blessés de l'Ouïe.

Ce livre a pour but de renseigner ses lecteurs sur l'œuvre de l'Association et de la Revue des Mutilés de l'Oreille et de leur faire connaître les moyens employés actuellement pour combattre la surdité.

Il leur explique succintement, avec le minimum d'expressions techniques, les divers traitements en usage chez les auristes du monde entier et les met en garde contre les charlatans exploiteurs des sourds.

Il rappelle aux Mutilés de Guerre de l'Oreille leurs droits imprescriptibles et les avantages que leur accorde la loi.

Et surtout, à tous, il s'efforce de semer un peu d'espoir, de confiance et de réconfort.

Lettre du Professeur Worms

Mon cher Collègue,

Je suis très touché que vous ayez mis en exergue à votre ouvrage la phrase qui servait de prologue à mon rapport.

Elle exprime, d'ailleurs, le sentiment tout naturel que partagent ceux qui vivent au contact des mutilés de l'oreille et connaissent leur infortune.

Nul n'était plus qualifié que vous pour condenser en une forme claire et concise l'ensemble des notions utiles aux infirmes de l'ouïe.

Laissez-moi vous féliciter de votre bel et fécond effort et vous adresser, avec mon meilleur souvenir, la nouvelle assurance de mes sentiments cordialement dévoués.

Dr G. WORMS.
Professeur au Val de Grâce
Rapporteur de la Commission d'O. R. L.
du Ministère des Pensions

ROBERT MORCHE

La Lutte contre la Surdité

Encyclopédie

*à l'usage des durs d'oreille, des sourds
et des mutilés de guerre de l'oreille*

Introduction
Lettre du Professeur Worms
Préface du Général Médecin Inspecteur Saint Paul
Lettre aux sourds du Professeur Charles Nicolle
Pour ceux qui n'entendent plus...

L'Association des Mutilés de l'Oreille : But, Composition
Projets : Foyer du Mutilé de l'Oreille et Institut Scientifique de l'Ouïe
La Revue des Mutilés de l'Oreille. — Appel aux Philanthropes
Comité de Patronage et Conseil d'Administration de l'A. M. O.
Revendications et Résultats. — Opinions sur l'Œuvre

Le traitement de la surdité et des otites
Traitement local, général, électrique, chirurgical, fonctionnel
Hygiène du sourd. — Les charlatans. — Conseils aux sourds
Quelques traitements spéciaux : interviews et études

Les Mutilés de Guerre de l'Oreille
Causes et effets des otites de guerre
L'ancien et le nouveau barème d'Invalidité des Sourds de Guerre
Tableau des pensions de guerre en 1931

Infirmités multiples. — Demandes de pensions
Les demandes de visites pour aggravations
Le nombre des pensionnés de guerre
Renseignements utiles pour les mutilés

Petite encyclopédie pratique abrégée des sourds
Explication des principaux termes techniques qu'ils doivent connaitre
Renseignements divers, adresses utiles, sociétés, journaux
Ouvrages utiles à consulter

PRÉFACE

Il dépend de la volonté des sourds et de celle de leurs amis philanthropes de réaliser les vœux de l'auteur de ce livre :

Fortifier et développer l' « Association des Mutilés de l'Oreille », la doter de moyens puissants ;

Fonder la « Maison du Mutilé de l'Oreille » ou « Maison des Silencieux » ;

Créer un « Institut Scientifique de l'Ouïe » où seront étudiés scientifiquement la surdité et tous les moyens de guérir, de soulager ou d'améliorer l'état des infirmes de l'ouïe.

On a réalisé pareille institution pour le cancer, pour la tuberculose. Pourquoi ne le réaliserait-on pas pour la surdité ?

Chaque sourd doit se persuader qu'en agissant pour la cause commune, il agit dans son propre intérêt.

Il suffit de lire ces pages pour en demeurer persuadé. Et je conçois les regrets de Robert Morche lorsqu'il constate les effets déplorables de l'indifférence des mutilés de l'ouïe dans notre pays au regard des résultats bienfaisants dont le dévouement et les sacrifices matériels de leurs membres mutilés de guerre, dotent certaines associations similaires de l'étranger.

Donc, sourds, demi-sourds, « durs d'oreille », groupez-vous et travaillez énergiquement à la tâche commune.

Groupez-vous autour de Robert Morche. Il est — encore qu'il y ait quelque ridicule à s'exprimer ainsi — il est votre signe de ralliement, votre drapeau.

Je me garderai de l'encenser. Je ne dirai que ce qui est.

Il est déplaisant de charger d'éloges une préface. Surtout quand le livre est, comme celui-ci, un gui-

de clair, ordonné, parfait, un excellent vade-mecum pour tous ceux auxquels il s'adresse et auxquels il enseigne, avec les moyens de se traiter, ceux de faire valoir leurs droits dans la Société, quand ce livre est le conseiller fidèle, celui qui apporte — dans tous les cas — un vivifiant réconfort moral.

Surtout quand l'auteur est, de l'avis de tous, droit, ferme, sincère, dévoué et bon, qu'à quiconque connaît sa triple personnalité — le médecin, le romancier, le poète — s'impose la définition : Un homme de science.

Mais qu'est cela — si haut que ce soit ?

Pour vous il est plus encore.

C'est votre Frère.

Votre frère en surdité....

Général G. SAINT-PAUL (G. Espé de Metz)
Médecin-Inspecteur de l'Armée

LETTRE AUX SOURDS

Cette lettre ouverte du Dr Charles Nicolle a été rédigée spécialement par lui à l'intention de tous les sourds.

Le Dr Charles Nicolle, professeur à l'Ecole de Médecine, médecin des hôpitaux, publiciste scientifique et homme de lettres, directeur de l'Institut Pasteur de Tunis, membre correspondant de l'Académie de Médecine et de l'Académie des Sciences, titulaire des Prix Montyon (de l'Académie des Sciences), Lasserre (du Ministère de l'Instruction Publique) et Osiris (décerné par les cinq classes de l'Institut de France) est encore, depuis peu, lauréat du Prix Nobel.

Le Dr Charles Nicolle est, avec son ami — le nôtre aussi — le professeur Calmette, un des plus grands bienfaiteurs actuels de l'humanité ; ses travaux scientifiques, notamment ceux sur le typhus, ont permis de sauver des milliers et des milliers d'existences. Le monde entier qui sait et qui pense acclame le Maître !

Le Dr Charles Nicolle est sourd. Sa lettre émouvante, courageuse, nous montre comment il a su dompter le fléau. Que ce noble aveu serve d'enseignement à nos amis...

R. M.

***
** **

Toute souffrance est noble. Toute injustice grandit. Pour alléger votre injuste peine, je voudrais vous montrer, mes frères, de quelle ressource est notre infirmité quand on ne se laisse pas écraser par elle, et quelle force elle est lorsqu'on la domine.

Il serait plus séant, j'en conviens, de vous donner la vie d'un autre en exemple. On ne connaît qu'une vie, si on la connaît, la sienne. Je vais donc vous parler de moi. Si j'en dis quelque bien, reportez-le à la vertu de mon mal, le vôtre, et aux circonstances. Je n'ai été que l'heureux pilote qui s'est emparé du large par peur de l'écueil.

J'étais né ambitieux. Ce que mon père m'avait mis au cœur, le désir d'une vie utile, les règles de l'éducation maternelle me donnaient les moyens de l'accomplir. Cependant, bercé par mon imagination, je me laissais porter par les dons que j'avais reçus en naissant. J'étais au lycée, de ceux dont on dit : il réussira, s'il le veut. Et je ne m'efforçais de réussir que ce qui me charmait.

La première semonce du destin me frappa au début de mes études médicales. J'apprenais à ausculter. C'est une musique merveilleuse que le toscin du cœur et le déploiement du murmure respiratoire. Tantôt je les percevais avec précision, tantôt leur sonorité défaillait.

Dans la vie de tous les jours, rien ne me faisait prévoir que l'infirmité se faufilait en moi à pas feutrés. Les plus petits bruits me restaient familiers. Une seule oreille est une suffisante routière. Quelle joie ce serait, pour nous, si l'on nous en raccrochait une.

La réalité m'apparut. J'avais une oreille fautive.

J'allai consulter. Le médecin m'examina ; il porta sur l'oreille malhabile le jugement que je redoutais et, passant à l'autre, il me révéla qu'elle aussi, en dépit de ma confiance, était touchée. Et, bien que cet homme consciencieux et bon cherchât à me rassurer, qu'il me dit que ces choses-là s'arangent, qu'il y a des sursis aux condamnations de la médecine, je n'eus point de doute. *Je compris, dans le moment même, que je serais jeté tôt ou tard en pâture à l'infirmité.*

J'avais dix-neuf ans. Devais-je cesser mes études ? L'intégrité de l'audition est indispensable au médecin. Je m'y serais décidé sur l'heure. Celui que je consultais me conseilla de n'en rien faire. Et il me montra, dans un tableau inspiré, les perspectives qu'offre notre science en plus du métier où l'on ausculte. J'aimais la médecine. Et que faire d'autre ? Je me laissai convaincre. Je laissai un temps le chimérique espoir bander les yeux de ma conscience.

Mon infirmité n'était apparente pour personne. Familier de l'ennemi, je pactisais avec lui. A cette condition, il ne me causait pas trop de gêne. Je pus poursuivre mes études, préparer l'internat des hôpitaux de Paris, y réussir, faire la besogne d'interne sans qeu nul autre que moi fut conscient des progrès du mal.

Ils s'accentuaient. Je n'auscultais plus que d'une oreille. Je la surmenais douloureusement les jours où j'avais fort à entendre. Déjà, le timbre des pendules, le tic tac des montres, témoins auxquels l'apprenti sourd demande tant de tristes consultations, ne me laissaient rien ignorer de mes premiers pas sur le tapis silencieux.

J'apprenais qu'il est des gens qu'il faut fuir, si l'on veut connaître la paix débile de l'insouciance, ceux qui la chuchottent. L'insouciance n'est qu'un refuge en temps d'orage.

Que deviendrait l'infirme s'il s'y attardait, s'il le prenait pour but ?

Prudemment, je m'instruisis de la spécialité la moins chanceuse, les maladies de la peau, et je me mis au travail du laboratoire. Je pressentais que le second offrait plus de sécurité pour l'avenir.

Outillé de ces deux appuis, je rentrai dans ma vieille ville et j'y entrepris l'œuvre que mon imprévoyance avait conçue : créer à Rouen un centre de recherches médicales. Je puis avouer aujourd'hui que cette œuvre était impossible et que l'entreprendre avec la menace de l'infirmité grandissante lui donnait un caractère de folie.

J'eus donc vite l'impression d'un mur inébranlable, indestructible contre lequel mes effors ne pourraient rien. Et je n'avais pas prévu qu'à l'abri de cette maçonnerie, un tir jaloux serait dirigé contre moi.

Pour plus de commodité, je m'étais donné la charge d'une famille. Celle-ci, des amitiés précieuses me consolaient de mes déboires et de ma peine, encore inavouée. Je passai ainsi huit années fort dures, auxquelles je dois de m'être instruit, bien instruit pour ce qu'ailleurs je devais accomplir .

Le moment vint où le péril angoissant de la surdité l'emporta. Comme un bâtiment dont le commandant ne peut boucher les fissures, mon navire faisait eau, J'allais sombrer. L'imminence de la noyade fut mon salut. Je décidai de tout quitter avant que tout me quitte. Courageusement, je me jetai à la mer et je nageai vers la côte, cette côte qui a vu mes pires souffrances et mon succès.

Je vins à Tunis. J'y acceptais une tâche difficile, celle de réorganiser, de refaire un Institut délabré. Dans un pays neuf, les initiatives ne rencontrent pas les difficultés, les mesquines hostilités de la province. On s'y trouve plus seul, mais plus maître. Entendre y est moins indispensable qu'avoir les coudées franches pour agir. Le matériel d'étude abonde, on l'a mieux en main ; des incapables titrés ne vous le disputent point. Je m'étais donné dix années de survie avant l'engloutissement. J'achève la vingt-sixième et je ne redoute plus d'être englouti. .

Il est vrai qu'à l'heure la plus cruelle, le secours m'est venu des progrès de l'acoustique. Songez, mes frères, combien nous sommes mieux partagés que nos aînés. Ils ne pouvaient lutter que par la charité, si peu sûre, d'oreilles complaisantes. Apprenez, apprenez, si vous ne l'avez point fait déjà, comme je l'ai fait résolument, à connaître vos appareils. Soyez exact à vous en servir, malgré les difficultés, les fatigues, les déboires du début. Ils vous donneront le suprême bien, celui de rentrer dans le domaine enchanté des sons.

Je laisse à d'autres le soin de dire ce que j'ai accompli à Tunis. L'œuvre dépasse ma personne. Les conséquences des découvertes ne sont pas à l'échelle de la valeur des découvreurs. Je l'ai dit. J'ai été un heureux, un malin pilote. Ce que j'ai fait, je l'ai fait pour n'être pas écrasé du destin. Dans les circonstances périlleuses où je m'étais mis, tourmenté par mon ambition, je ne pouvais éviter la défaite qu'en remportant une grande victoire.

Qu'elle me laisse au cœur une vraie joie, c'est le secret de ma pensée. Etre heureux simplement est sans doute le seul bien qui vaille. Je n'ai pas cherché la joie. *A la contrainte de l'infirmité, j'ai ajouté celle du devoir, d'un tas de devoirs* et, quand j'abandonnerai ma tâche, je serai bien privé. C'est le destin de l'homme de n'être jamais satisfait. Mais j'ai la fierté de mon effort. *Comme vous ,mes frères, j'ai subi le défi du sort. Ce monstre insolent voulait ne faire de moi qu'une bouchée. Le sort s'est trompé. J'ai déçu sa menace. Je lui ai rendu dix soufflets pour un. Je l'ai enchaîné, conquis* .

Chacun de vous peut agir de même et dans la voie plus simple, plus sûre du bonheur. *Le seul moyen de supporter notre mal, c'est de le dévisager, d'en faire le tour, de mesurer sa taille qui est chétive et de nous en donner une plus grande.* Que cette insulte soit notre force et nous nous consolerons. Heureux les faibles : s'ils le veulent, ils seront forts !

Et à bons lecteurs salut !

Charles NICOLLE

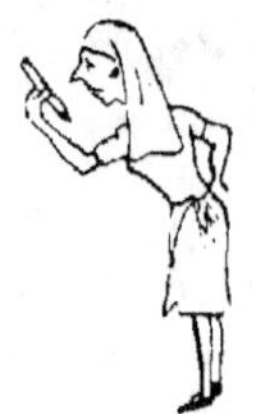

Pour ceux qui n'entendent plus !

Il est des clous qu'il faut sans cesse enfoncer.....

La magnifique *Lettre aux Sourds* du professeur Nicolle causera certainement aux déficients de l'ouïe un double et durable sentiment d'émotion.

Tout d'abord, un sentiment admiratif pour l'homme dont les travaux sur le typhus exanthématique et la fièvre récurrente, pour ne citer que les plus connus, ont sauvé tant de vies humaines !

Ensuite, sans doute, un sentiment de regret : si un tel savant reste sourd, semblable à l'Américain Edison, c'est que ni lui, ni ses confrères en surdité ne peuvent pas encore, ne pourront peut-être jamais guérir de leur infirmité....

Ah ! quel savant voudra donc pleinement *orienter ses recherches vers la surdité*, et créer, avec l'aide de toutes les compétences et des millions de dollars qui accourraient à sa voix, l'*Institut de l'Ouïe, sorte d'Institut Pasteur de la Surdité* ?... Qui donc voudra nous aider à le réaliser ?

L'avenir, pourtant, doit répondre du passé et de nouvelles découvertes amèneront, certainement, la réalisation des appareils qu'entrevoit mon imagination : le super-microphone parfait pour les sourds incomplets, le télémicro-enregistreur pour les sourds absolus.

Cela démontre, plus que jamais, LA NÉCESSITÉ ABSOLUE de créer l'*Institut Scientifique de l'Ouïe*, ce laboratoire de l'oreille que nous attendons tous...

Le professeur Nicolle a parfaitement su dépeindre son état d'âme de sourd et ses admirateurs puiseront dans son exemple une fière et virile leçon d'énergie.

Mais le sourd modeste : cultivateur, jardinier, typographe,, cordonnier, qui supporte son mal avec patience, qui en prend courageusement parti, *qui sait vivre avec lui et faire quand même son devoir ici-bas,* a autant de mérite que l'intellectuel érudit.

L'histoire de notre grand ami de Tunisie est un peu la nôtre à tous, toutes proportions gardées...

Moi-même, mes chers amis, je suis logé à même enseigne...

Je n'étais pas *sourd* avant la guerre, *dur d'oreille* seulement. Je pouvais facilement exercer ma spécialité médicale, j'auscultais à l'aide du stéthoscope, allais au théâtre, présidais des sociétés, faisais des conférences...

Puis la guerre est venue.... Réformé pour l'oreille après dix mois de service, je me suis soigné, j'ai guéri moi-même mon mal dans la plus forte proportion possible et, le feu sacré aidant, *voulant servir à tout prix selon mes moyens*, j'ai rengagé volontairement !

Deux ans plus tard, en 1918, les intempéries que le service ne me permettait pas d'éviter, les coryzas répétés amenèrent de nouvelles otites ; la grippe « espagnole », contractée au contact de mes malades, fit le reste. En même temps qu'elle tuait ma femme elle me rendait sourd...

Vous redirai-je mes jours d'angoisse devant le mur de silence qui s'élevait devant moi, mes nuits d'insomnie à l'hôpital militaire où l'on devait me trépaner la mastoïde ? A quoi bon ?

Après un découragement affreux, atroce, que ma famille et mes relations — sauf ma mère — ont ignoré, *j'ai repris courage.*

Je me suis soigné, sans succès d'ailleurs, ou si peu... Mais j'ai fait comme le professeur Nicolle, j'ai porté un microphone, en cachette d'abord, honteux... *puis ouvertement devant tous !*

J'ai repris mes consultations ; grâce à mon appareil j'entendais suffisamment. Le succès m'a souri quelque peu puisqu'après vingt-trois années d'exercice professionnel, à quarante-quatre ans, j'ai pu me retirer à la campagne, où la poésie et la littérature, mes fidèles amis de toujours, me procurent souvent des heures roses....

Je me suis refait une famille et je vous affirme que chez moi, ma petite dernière devant les yeux, rieuse et jolie, le soleil dorant la campagne, la mer immense au loin, je goûte *intensément* le bonheur du moment : *Carpe diem !*

La conversation, tout près, la musique, à quelques mètres de l'archet ou des touches, me bercent encore de leurs charmes inlassés...

Et je travaille toujours : des articles, des livres, des thèses médicales. Le reste de mon temps est accaparé, on le sait, par notre chère Association fardeau pourtant bien lourd *puisque nul ne peut m'aider à le porter...*

Vous êtes un *favorisé*, s'écrieront certains ! On est toujours favorisé par rapport à d'autres qui le sont moins... De même on est toujours le réactionnaire ou le révolutionnaire de quelqu'un ! De même enfin, vous le savez, nous étions tous, pendant la guerre, plus ou moins *embusqués* par rapport aux martyrs de l'heure. Le C. O. A. de Bordeaux était un embusqué pour l'automobiliste du camp retranché de Paris, celui-ci l'était pour le garde-voie de la zone des armées, celui-là pour l'artilleur, l'artilleur pour le lignard, le sergent-major pour le chef de section, et même les pauvres bougres des premières lignes étaient parfois traités du nom symbolique par les guetteurs embourbés dans leur trou d'obus...

Un « favorisé » ? C'est le mot dont je qualifie moi-même les mutilés qui ont la chance d'entendre encore la voix haute à deux ou trois mètres, la voix chuchottée à cinquante centimètres et qui, pourtant, se plaignent — ces heureux mortels ! — et demandent une pension !...

. . . .

Alors, amis inconnus, *ne restez pas éternellement meurtris par votre surdité.* Surmontez votre misère, pensez aux autres, les plus mal lotis : les aveugles, les sourds-aveugles, les paralysés, les cancéreux....

Dites-vous que vous pouvez, *si vous le voulez*, vous créer quand même un peu de joie et de satisfaction.

Ayez cette volonté agissante et tenace, et vous connaîtrez, *malgré Elle — la pieuvre !* — le minimum de bonheur que nous désirons tous posséder ici-bas...

Il suffit de vouloir !

R. M.

I. L'Association des Mutilés de l'Oreille

But de l'Association

Cette Association, la seule existant en France pour les sourds de guerre et les sourds civils des deux sexes a pour but :

1° *De réunir, dans un esprit de solidarité*, les mutilés et réformés de l'oreille, les sourds et demi-sourds de guerre, ainsi que les sourds et demi-sourds civils des deux sexes pour défendre leurs droits et leurs intérêts moraux et matériels.

2° *De donner à ses membres sourds de guerre, un appui effectif* pour tout ce qui concerne les pensions militaires accordées par l'Etat, les emplois réservés, les soins médicaux et chirurgicaux et l'appareillage indispensable dont les mutilés peuvent avoir besoin.

3° *De permettre à tous, dans la mesure du possible, et selon les moyens de la Société*, d'améliorer leur état en les éclairant, par des publications de l'Association, sur les traitements, méthodes ou appareils propres à guérir ou à améliorer la surdité.

4° *De réaliser la « Maison des Mutilés de l'Oreille » ou « Maison des Silencieux »*, œuvre philanthropique et mutualiste consacrée aux sourds de guerre, aux sourds civils et aux sourds-muets.

5° *De réaliser à Paris l' « Institut Scientifique de l'Ouïe »*, sur les mêmes bases et dans le même idéal que l'Institut Prophylactique contre la syphilis, l'Institut du Cancer, l'Institut de biologie physico-chimique, etc... et destiné à étudier tout ce qui concerne la Surdité et les moyens d'y remédier.

Composition de l'Association

L'Association comprend :

Des membres *adhérents* mutilés, réformés, pensionnés, sourds et demi-sourds par blessures ou maladies de l'oreille *contractées* ou *aggravées*, soit durant la guerre, soit pendant leur présence sous les drapeaux en dehors des périodes d'hostilités. Ils paient une cotisation annuelle de dix francs *au cent francs une fois pour toutes (membres à vie).*

2° Des membres *associés* de l'un et de l'autre sexe, également mutilés de l'ouïe, et payant un droit de dix francs par an. (Etrangers : 20 francs).

3° Des membres *donateurs* ou *honoraires* s'intéressant aux mutilés de l'oreille et versant une cotisation unique de cent francs.

4° Des membres *bienfaiteurs* faisant à la Société un don minimum de cinq cent francs.

Le Foyer du Mutilé de l'Oreille

L'Association espère réaliser, avec le concours de l' « Œuvre des Sourds-Muets » et si elle obtient les ressources indispensables : la Maison des Mutilés de l'Oreille dénommée encore : Maison des Silencieux.

Cette Maison sise à Paris aura pour but de constituer pour tous les sourds un Foyer où ils trouveront :

1° Un secrétariat chargé de les secourir moralement et pécuniairement et de les aider dans toutes les démarches concernant leur état de mutilé de l'Oreille.

2° Un cabinet de consultations médicales, chirurgicales et juridiques, *absolument gratuites.*

3° Des cours gratuits de rééducation auditive et de lecture labiale.

4° Une exposition permanente d'appareils de prothèse auriculaire, microphones, cornets, etc..., utiles aux sourds et aux demi-sourds.

5° Un musée anatomique de l'oreille comprenant également les appareils ou produits sans valeur thérapeutique imaginés par les charlatans au cours des siècles pour duper les sourds.

6° Un bureau de placement pour eux et leur famille.

7° Un salon de lecture et de correspondance avec bibliothèque.

8° Un fumoir, une salle de jeux et de cinéma.

9° Un service de commission pour obtenir à des prix réduits, chez toutes les catégories de fournisseurs les objets ou produits nécessaires à la vie courante.

10° Un restaurant coopératif et des chambres pour les adhérents.

11° Une maison de retraite pour les sourds, sourds-muets, sourds-aveugles et sourds de guerre.

La *Maison des Silencieux* organisera des conférences orales et par signes, des représentations théâtrales, sportives et cinématographiques, auxquelles seront conviés les adhérents, associés, donateurs, bienfaiteurs et leurs familles. Elle accueillera tous les *sourds* des deux sexes, français et étrangers.

Un Foyer provisoire existe déjà (créé par l'*Œuvre des Sourds-Muets* et M. Vigier, avec le patronage de l'Association des Mutilés de l'Oreille), 31, rue de la Liberté, Paris. Le directeur, M. Vigier, reçoit principalement le jeudi de 16 à 19 heures.

L'Institut Scientifique de l'Ouïe

L'*Institut Scientifique de l'Ouïe* aura pour but d'obtenir la collaboration des savants de tous ordres : biologistes, auristes, physiciens, chimistes, électriciens, fabricants d'appareils de prothèse auriculaire, en union intime avec les déficients de l'Ouïe, *pour étudier les moyens de remédier à la surdité*. Les progrès de la Science doivent laisser l'espoir de vaincre finalement un jour prochain le fléau qui désole sur terre les millions de malheureux qui en sont frappés.

L'Institut recherchera notamment, par l'application des principes du phonographe, du téléphone, de la T. S. F., de la télévision, etc... les moyens de faire comprendre normalement les sourds possédant ou non des restes d'audition.

Les résultats déjà obtenus par certains auristes et les progrès déjà réalisés par les microphones perfectionnés font légitimement espérer dans l'avenir un succès beaucoup plus étendu.

La Revue des Mutilés de l'Oreille

La *Revue des Mutilés de l'Oreille*, envoyée *gratuitement* à tous les membres de l'*Association des Mutilés de l'Oreille* (comme aussi aux auristes, hôpitaux, cliniques, sociétés et journaux médicaux, philanthropiques, de mutilés, etc...) *est le seul trait d'union existant actuellement, en France, entre les sourds-parlants sans distinction d'origine.*

Elle tient ses lecteurs au courant de tout ce qui concerne l'Oreille et la Surdité dans le monde, elle fait des campagnes pour l'amélioration du sort des sourds, notamment des sourds de guerre, et contre l'exploitation des sourds par les charlatans.

Ses colonnes sont ouvertes à tous les collaborateurs bénévoles, ses articles sont reproduits dans la presse et les plus hautes autorités médicales, scientifiques et militaires ont apprécié son rôle et encouragé son action.

Ses articles, nos informations, sont cités à chaque parution, dans nombre de quotidiens et de revues, soit médicales, soit scientifiques ainsi que dans les organes de mutilés.

La collection complète de la revue constitue le plus sûr et le plus moderne moyen de documentation des sourds.

Appel aux Philanthropes

Amis connus et inconnus, mutilés ou non de l'Ouïe, cet appel de l'*Association des Mutilés de l'Oreille de France* s'adresse à vous qui daignez nous lire.

Nous vous prions très instamment de vouloir bien en prendre connaissance et d'y répondre favorablement, le plus généreusement qu'il vous sera possible de le faire.

Nous venons vous demander de nous aider à réaliser le but suprême de notre œuvre : le *Foyer du Mutilé de l'Oreille* et l'*Institut Scientifique de l'Ouïe* que nous voulons créer à Paris en faveur *de tous les sourds des deux sexes, quelle que soit l'origine de leur infirmité.*

Vous ne pouvez savoir, vous qui avez le bonheur d'entendre, les souffrances des sourds. Pour les comprendre dans une faible mesure essayez de vivre seulement une journée les oreilles intégralement bouchées de telle sorte qu'elles ne puissent plus percevoir le moindre son et, dans cet état, essayez de vaquer à vos occupations habituelles : familiales ou professionnelles...

Vous n'entendrez plus aucune voix, ni celle de vos enfants, de vos parents, de votre femme ou de votre mari, ni celle de vos subordonnés ou de vos supérieurs, pas plus que vous n'entendrez la musique, orchestre symphonique ou fanfare, le chant des oiseaux, le bourdonnement des cloches. *Vous serez entré dans le silence éternel des sourds !*

Songez qu'il existe des êtres dont la destinée est de ne jamais entendre ou, pire encore, *de ne jamais plus entendre* le moindre son humain....

Pour eux : solitude, tristesse, angoisse ; parfois douleurs physiques atroces de certaines otites complément des douleurs morales apanage de la surdité, et, corollaire de leur incurable infirmité, inaptitude à la plupart des professions libérales, commerciales ou industrielles, gêne pécuniaire intense pour eux et leur famille et parfois même la misère.

Mais la surdité ne se voit pas, le sourd à prime abord, paraît un être normal, on ne s'intéresse pas à lui ; *un aveugle inspire de la pitié, un sourd, généralement, laisse le monde indifférent ou même ne suscite que des moqueries...*

N'y a-t-il pas un bonheur immense à faire du bien autour de soi ? Et n'est-ce pas le plus urgent, le plus important et le plus doux des devoirs ?

Qu'est-ce que mille francs, dix mille francs, cent mille francs pour certains privilégiés de la fortune ! Un million même ne vaut pas cinquante mille dollars ou dix mille livres sterling...

Notre œuvre est uniquement philanthropique. Les plus hautes personnalités de France, sans distinction de partis, l'ont patronnée et encouragée.

Son conseil d'administration est composé de représentants de toutes les classes sociales, des plus humble aux plus élevés, et de toutes les religions et opinions qui fraternisent cordialement dans la communion de leurs pensées et de leurs espoirs.

Il y a en France plus de quatre-vingt mille sourds, demi-sourds, durs d'oreille par blessures ou maladies contractées ou aggravées durant la guerre, dont dix-sept mille pensionnés de l'Etat seulement. A ce chiffre s'ajoutent près de deux cent mille autres sourds absolus ou partiels des deux sexes dont environ trente-cinq mille sourds-muets...

Alors ne voudrez-vous pas largement, pleinement, nous faciliter la réalisation de notre but ? Nous faisons appel à votre cœur et à votre générosité : aidez-nous !

Nous vous demandons à vous aussi, sourds fortunés, de nous aider ; mieux que quiconque vous connaissez ce qu'est la surdité, aidez-nous à améliorer le sort de vos compagnons d'infirmité. Venez à nous !

. . . .

Cet appel lancé par l'A. M. O en 1926, est resté lettre morte, tandis *qu'en Amérique soixante millions ont été recueillis en quelques mois pour une œuvre similaire.*

De même alors que les chirurgiens-dentistes procuraient, par diverses initiatives, DES MILLIONS *à l'Association des Mutilés de la Face (les « Gueules Cassées ») les spécialistes de l'Oreille pour la plupart dédaignaient de s'intéresser à nous !...*

Ne se trouvera-t-il pas un philanthrope, un Chauchart, un Boucicaut, un Cognacq, pour réaliser enfin le rêve des Sourds ?

Comité de patronage de l'Association

Le plus illustre Comité de patronage que l'on puisse rêver a encouragé l'*Association des Mutilés de l'Oreille*. Il est ainsi composé :

M. GASTON DOUMERGUE, PRÉSIDENT DE LA RÉPUBLIQUE.

M. LE PRÉSIDENT RAYMOND POINCARÉ.

MM. LES PRÉSIDENTS PAUL DOUMER, EDOUARD HERRIOT, GEORGES LEYGUES, FRANÇOIS MARSAL, PAUL PAINLEVÉ.

MM. LES MINISTRES ET ANCIENS MINISTRES: ANTÉRIOU, BÉRARD,

Bokanowski, Chautemps, Ferry, colonel Fabry, amiral La-
caze, maréchal Lyautey, Maginot, Marin, colonel Picot,
Strauss, Daladier, Gallet, Ricolfi, Champetier de Ribes,
Héraud et Strauss.

M. les maréchaux Foch et Pétain et MM. les généraux Gouraud, Mariaux et Saint-Paul.

S. E. le cardinal Dubois, archevêque de Paris, M. Maurice
Blanc, président du consistoire protestant, M. Israel Lévy,
grand rabbin de France.

MM. les sénateurs : général Bourgeois, docteur Chau-
veau, Delongle, général Hischauer, marquis de Lubersac

MM. les députés : de Chappedelaine, Escudier, Jean Goy,
amiral Jaurès, Soulier, Taittinger, G. de Wendel, Ybarne-
garay, Daladier, Ricolfi.

MM. les professeurs Calmette, Nicole, Portmann et Worms.

Conseil d'Administration

Une Société de Sourds est très difficile à administrer
*en raison même de l'état de surdité de ceux qui la
composent.* Les sourds-muets sont plus favorisés, ils
sont habitués depuis leur tendre enfance à leur double
infirmité et le langage des signes, que tous connaisent
et emploient, leur permet d'avoir de nombreuses sociétés, de tenir des réunions, des congrès, d'organiser
des banquets, des fêtes, ce que ne pourront jamais
faire des devenus sourds au cours de leur existence.

Il faut être sourd pour le comprendre !

Les devenus sourds ne s'associeront que peu à peu
lorsqu'ils comprendront les bienfaits de l'union, ils
ne participeront effectivement dans l'avenir aux efforts
de leurs animateurs que lorsqu'ils possèderont leur
local, avec leurs microphones, et qu'ils seront forcés
moralement par la contagion de l'exemple à sortir de
leur tour d'ivoire où ils se renferment actuellement,
résignés ou révoltés, tristes presque toujours, malheureux souvent, à peu d'exceptions près.

L'A. M. O. en dépit de ces difficultés a ainsi composé son Conseil d'Administration :

Président : M. le Colonel Assolant, officier de la
Légion d'Honneur.

Vice-Présidents : MM. Albert Candau, médecin-pharmacien, Roger Alizon, chirurgien-dentiste, Pierre Isaac, industriel, Henri Barrère, ancien instituteur.

Secrétaire-général-trésorier, fondateur : M. Robert Morche, chevalier de la Légion d'Honneur, engagé volontaire après réforme de guerre, homme de lettres et ancien praticien, secrétaire-général du *Syndicat des Journalistes et Ecrivains.*

Membres : MM. le pasteur Boutonnet, Bastélica, artiste dessinateur, l'abbé Destrey, le colonel Frish, grand officier de la Légion d'Honneur, le colonel Grépinet, officier de la Légion d'Honneur, Juille, commis d'inspection académique, Laidebeur, directeur d'agence, Machicot, licencié ès-sciences, Platon ex-profesesur à la Faculté de Médecine, Portier, industriel et Vial, président du *Foyer des Silencieux de Marseille.*

Le siège social légal de l'A. M. O. est à Paris. La correspondance, les demandes de renseignements, les adhésions, les envois de fonds doivent être faits au secrétaire-général-trésorier :M. Robert Morche, villa Carpe diem, boulevard Portissol, à Sanary (Var). (Compte chèques postaux de l'*Association des Mutilés de l'Oreille* : Paris, 1.187-26).

Revendications et Résultats de l'A. M. O.

Les revendications des Mutilés de l'Oreille portaient depuis la guerre, sur ces points primordiaux :

1) Revision et amélioration de l'injuste barème d'invalidité des sourds de guerre.

2) Appareillage rationnel par les microphones, fourniture plus fréquente des piles électriques.

3) Soins médicaux plus développés par la création de centres de rééducation auditive et de lecture labiale.

4) Emplois réservés aux sourds de guerre même bilatéraux absolus.

Après plusieurs années de luttes : campagnes dans la grande presse et dans les journaux de mutilés, livres, brochures, congrès, démarches multiples au Ministère des Pensions et chez les membres du Parlement, l'*Association des Mutilés de l'Oreille* a pu obtenir :

1) *l'établissement d'un nouveau barème d'invalidité augmentant dans une mesure satisfaisante les surdités de guerre notamment les surdités absolues ou pratiquement absolues et créant un taux d'invalidité pour les otorrhées (suppurations), bourdonnements et vertiges auriculaires.*

2) *l'amélioration de l'appareillage et des soins accordés aux sourds de guerre.*

L'*Association des Mutilés de l'Oreille* a réussi également :

I) *à faire délivrer gratuitement des microphones et cornets à des sourds, militaires ou civils, dignes d'intérêt, non appareillés par les Centres.*

II) *à faire cesser certains dénis de justice dont étaient victimes, en divers lieux, les sourds en général et les sourds de guerre en particulier.*

III) *à susciter l'installation dans plusieurs théâtres de fauteuils munis de microphones à l'usage de tous les sourds.*

IV) *à empêcher partiellement des mesures aussi draconniennes, qu'injustes et inopérantes, contre les sourds possesseurs d'automobiles destinées à leur usage personnel (à l'exclusion de tout service public).*

V) *à faire obtenir pour ses membres des conditions avantageuses chez les fabricants d'appareils acoustiques.*

VI) *à exciter l'émulation, le zèle, la science des techniciens créateurs et fabricants de microphones pour obtenir de meilleurs appareils, le microphone étant, dans la plupart des cas, on le sait, la lunette du sourd qui possède des restes suffisants d'audition.*

VII) *à procurer gratuitement à des mutilés des soins dévoués, longs et minutieux chez plusieurs spécialistes de la rééducation auditive et de la lecture labiale.*

VIII) *à faire paraître régulièrement chaque trimestre une revue, envoyée gratuitement aux sourds, pour les documenter sur tout ce qui concerne la surdité.*

IX) *à s'associer avec l'Œuvre des Sourds-Muets (de MM. Colas, de Pourtalès, Pereire, Eissen, Heillmann et Mallet) pour permettre aux membres de l'A. M. O. de profiter des services de l'actuelle et provisoire Maison des Silencieux, en attendant celle qui est projetée.*

X) *à organiser des réunions et fêtes pour faciliter les relations des membres de l'A. M. O. entre eux, etc...*

L'Association des Mutilés de l'Oreille a répondu chaque année *à des milliers de lettres de Sourds,* même non adhérents à l'œuvre, sollicitant des conseils et des renseignements.

Mais l'Association ne s'est créée, ne vit, ne travaille et ne se développe que grâce au dévouement, à l'activité et à la ténacité de quelques-uns de ses dirigeants. Il importe que *tous les intéressés* apportent désormais leur pierre à l'édifice commun et aident ceux qui donnent pour eux leur temps, leur santé et leur argent.

Quelques opinions autorisées sur l'Association
et la Revue des Mutilés de l'Oreille

Lettres de MM. le général Bourgeois, le général Gouraud, le président Herriot, l'amiral Lacaze, le maréchal Lyautey, le président Marsal, le président Painlevé, le professeur Calmette.

Du général Bourgeois, sénateur du Haut-Rhin :

Je trouve votre œuvre très utile, car les mutilés de l'oreille ont droit à la sympathie de tous, tout autant que les mutilés de la vue.

Du général Gouraud, gouverneur de Paris :

Je puis vous assurer que, depuis que vous m'envoyez votre Revue, je la parcours avec le plus vif intérêt. Je ne puis manquer, en effet de suivre et d'approuver une œuvre qui s'attache à grouper et à aider des mutilés de guerre dont la situation est particu-

lièrement pénible. Je vous adresse ici, Monsieur le Secrétaire-Général, tous mes vœux et l'expression de ma très vive et sincère sympathie :

Du président Herriot, député-maire de Lyon :

Je suis heureux de vous faire connaître que je suis tout à fait favorable à la Revue publiée par l'Association des Mutilés de l'Oreille.

De l'amiral Lacaze, ancien ministre de la Marine :

Tout ce qui peut créer un lien entre ceux qui ont tout sacrifié pour la défense de la Patrie en danger, tout ce qui peut rappeler ce sacrifice est œuvre de bien et œuvre patriotique. Vous devez être félicité pour votre initiative et remercié pour le bien qu'elle fait, en réconfortant nos mutilés de l'oreille et en rappelant la gratitude qu'on leur doit.

Du maréchal Lyautey, ancien ministre de la Guerre, ancien résident de la France au Maroc, membre de l'Académie Française.

Le Maréchal me charge de vous dire qu'il suit vos efforts avec la plus grande sympathie et qu'on ne saurait trop faire en général, pour tous ceux qui ont été si cruellement frappés par la grande guerre.

Du président François Marsal :

Je vous remercie de bien vouloir me faire le service de votre Revue que j'avais particulièrement remarquée d'abord parce que l'œuvre à laquelle elle s'est attachée est une des plus utiles pour nos chers blessés de guerre et leur a rendu et leur rendra encore d'inappréciables services, mais, en outre, j'ai admiré aussi avec quelle intelligente fermeté vous avez su faire valoir les droits de vos camarades et, dans toute la mesure humainement possible, améliorer leur état.

Du président Paul Painlevé, député, ancien ministre de la Guerre :

Je vous félicite de l'activité de votre Association et de ses résultats. Elle réconforte toute une classe de mutilés de la Guerre que leur infirmité isole, attriste, rend moins apte à la vie normale et qui, par suite, compte parmi les plus intéressantes.

Votre Revue, en même temps qu'elle crée entre eux comme un lien de fraternité, abonde en suggestions utiles et c'est pourquoi on ne saurait trop encourager votre effort persévérant et efficace.

Si l'on ajoute à ces quelques lettres prises parmi plusieurs centaines, les paroles émouvantes du professeur Calmette, membre de l'Académie de Médecine, sous-directeur de l'Institut Pasteur de Paris, grand-croix de la Légion d'Honneur :

Votre Revue est précieuse, je ne puis que vous féliciter du bien que vous faites aux malheureux sourds.

nos lecteurs comprendront combien notre œuvre est digne d'être encouragée, soutenue, et non pas seulement par de bonnes paroles, mais encore par des gestes décisifs qui nous feront réaliser ce que nous voulons tant : l'*Institut Scientifique de l'Ouïe* et la *Maison des Silencieux.*

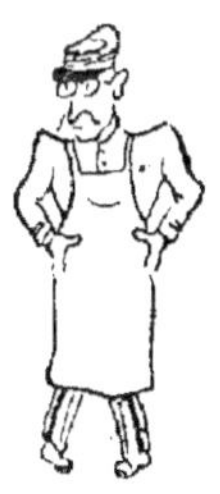

II. Les divers traitements actuels de la surdité

Actuellement les *seuls* traitements de la surdité pratiqués par les spécialistes de tous les pays sont ceux-ci :

1 Traitement médical local : bougirage de la trompe d'Eutache, insufflations d'air froid, chaud ou médicamenteux dans la caisse du tympan, massage du tympan, massages et frictions de la région auriculaire externe. De plus, contre la suppuration de l'oreille : lavages, instillations, pulvérisations, cautérisations, pansements, vaccinations, etc...

2 Traitement médical général : Thérapeutique de la tympano-sclérose, de l'artério-sclérose, de l'arthritisme, de la syphilis, de l'hypertension artérielle, de la constipation ; thérapeutique endocrinienne, désintoxicante ; cures hydro-minérales, psychothérapie.

3/ Traitement électrique : faradisation, haute fréquence, rayons ultra-violets.

4 Traitement fonctionnel et prothétique : rééducation auditive par la parole ou les appareils spéciaux ; prothèse auriculaire : conques, cornets acoustiques, microphones ; dactylologie (langage des signes ; labiologie (lecture sur les lèvres).

4/ Traitement chirurgical : a) *contre la suppuration et ses complications :* paracenthèse du tympan, extirpation des polypes, extraction des osselets, trépanation de la mastoïde, évidement pétro-mastoïdien, trépanation cranienne ; b) *contre l'infection naso-pharyngienne :* extirpation des végétations adénoïdes, des amygdales, des cornets, etc... ; c) *contre la surdité proprement dite :* opérations sur le labyrinthe, (méthode Sourdille), tympan artificiel, etc...

Traitement médical local de la surdité

Bougirage. — L'auriste introduit dans la trompe d'Eustache, guidée par une sonde métallique (1) creuse, une bougie en gomme destinée à augmenter le calibre de la trompe obstruée ou rétrécie et à permettre l'arrivée normale de l'air dans la caisse.

Insufflations — L'auriste, à l'aide d'une sonde métallique et d'une soufflerie, envoie de l'air dans la caisse du tympan par la trompe d'Eustache. Cet air peut être à la température ambiante ou chauffé, avec ou sans pression notable, mélangé ou non à des vapeurs médicamenteuses (iodées, sulfureuses). Le but des insufflations est de dégager la trompe et la caisse, de mobiliser les osselets et le tympan et partant de mieux faire entendre.

Le procédé dit de *Valsalva* permet au malade d'envoyer lui-même de l'air dans la caisse lorsqu'il souffle fortement après avoir fermé la bouche et comprimé les narines. Cette manœuvre est dangereuse pour l'intéressé lorsqu'il est atteint de coryza (rhume de cerveau) ou d'otorrhée, (suppuration de l'oreille).

Massage du tympan — Il est pratiqué par des appareils spéciaux : masseur pneumatique ou électrique, appareils de rééducation auditive et microphones. Il a pour but de donner plus de souplesse au tympan et de diminuer l'ankylose des osselets de la caisse. De bons résultats ont été parfois obtenus par cette méthode.

Massages et frictions de la région auriculaire. — Ils sont pratiqués tout autour de l'oreille principalement sur la région mastoïdienne. Ils sont susceptibles, à la longue et dans certaines formes de surdité, de produire une légère amélioration.

---

(1) Cette sonde s'appelle *catheter* et cette petite intervention : *cathétérisme.*

Traitement de la suppuration. — Autrefois les auristes employaient beaucoup les lavages antiseptiques (eau boriquée, eau oxygénée, eau phéniquée, coaltar, etc...) pour tarir la suppuration. Actuellement, ils donnent la préférence, selon la gravité et l'ancienneté de l'otite, la nature, la fréquence et l'abondance de l'écoulement à d'autres moyens thérapeutiques : les instillations dans la caisse (bains d'oreille à l'aide d'antiseptiques ou de vaccins), les pulvérisations, les mèches, les cautérisations, notamment celles au nitrate d'argent, etc... Ce n'est qu'en cas d'échec ou de complications graves causées par le pus (mastoïdite, méningite, abcès cérébral, etc...) que l'oto-rhino-laryngologiste abandonne le traitement médical pour le traitement chirurgical.

Traitement électrique de la surdité

La faradisation (électrisation), la haute fréquence, les rayons ultra-violets, font au dire de plusieurs spécialistes, merveille dans nombre de surdités même très anciennes. Toutefois, l'auteur de ce livre n'a jamais pu avoir confirmation de ces succès...

Traitement fonctionnel et prothétique
de la surdité

Il s'agit surtout de la rééducation auditive par la méthode Tillot, de Rouen ; Rousselot, de Paris ; par la voix nue, parlée, criée, psalmodiée, par les tubes acoustiques, les rééducateurs électriques, les appareils électro phonoïdes, etc... telle que la pratique plusieurs éminents auristes parmi lesquels le Dr de Parrel.

La rééducation auditive se fait aussi, en dehors des exercices rationnels, par la simple conversation, la musique, le chant, le phonographe et surtout la T. S. F.

Mais mieux que tous ces moyens, le sourd qui possède des restes suffisants d'audition a la ressource de la prothèse auriculaire.

Les conques ne donnent que des résultats illusoires, mais les cornets (cornets proprement dits, tubes, cloches) et surtout les microphones font entendre et relient encore le sourd au monde des entendants.

Les sourds bilatéraux complets (pour lesquels aucun moyen d'entendre n'existe, possèdent la ressource de la dactylologie, c'est-à-dire du langage des signes imaginé pour les sourds-muets par l'abbé de l'Epée. Ils ont également la merveilleuse labiologie, ou lecture labiale. La lecture sur les lèvres est certes difficile, aride, pénible, incomplète, mais elle donne chez les sourds doués, de *splendides* résultats.

Traitement chirurgical de la surdité

Beaucoup d'essais ont été tentés, aucun résultat sérieux n'a été obtenu. On a imaginé des opérations sur le tympan, sur les osselets, les ligaments de ces osselets ; on a improvisé des tympans artificiels : on a désormais renoncé à ces interventions qui n'ont pas répondu aux espoirs qu'elles avaient fait naître...

Récemment un célèbre chirurgien auriste, le Dr Sourdille, de Nantes, poursuivant les travaux des Professeurs suédois Barany et Holmgren, a présenté des techniques chirurgicales nouvelles s'appliquant à la fois aux surdités chroniques progressives et aux suppurations chroniques de l'oreille moyenne.

Pour les surdités chroniques progressives, l'opération se fait en deux temps. Le premier consiste à explorer et à débloquer, si besoin, la chaîne des osselets, à rendre la mobilité à la membrane tympanique et à séparer la caisse du tympan de la région mastoïdienne. Le second consiste en une trépanation décompressive rigoureusement aseptique du labyrinthe, avec fermeture immédiate par une mince membrane épidermique préparée par le premier temps. Cette opération peut quintupler l'audition de la voix haute et des sons graves du côté opéré. Elle améliore également l'oreille opposée.

Le temps seul permettra d'apprécier, par des statistiques *rigoureusement contrôlées*, les résultats de cette méthode.

Pour les suppurations chroniques de l'oreille moyenne, la première opération permet à elle seule une guérison rapide avec une amélioration de l'audition, et souvent fermeture de la perforation tympanique. Le mécanisme est analogue à la thoracoplastie dans les pleurésies purulentes par suppression des espaces morts des attiques et de la mastoïde une des causes principales de la chronicité de l'infection.

Il est d'autres opérations chirurgicales de l'oreille et de ses régions annexes, elles n'ont pas pour but de guérir la surdité mais, ce qui est mieux, de traiter ou de prévenir les affections qui causent la surdité et peuvent parfois entraîner la mort.

Tout le monde connait l'utilité de l'extirpation des végétations adenoïdes chez l'enfant, l'ablation ou la réduction de volume des amygdales chez les porteurs d'amygdalites à répétition, la suppression des cornets hypertrophiés. Ces opérations ont pour but de supprimer des foyers d'infection, de permettre le passage normal de l'air et d'assurer le développement de l'enfant.

Les spécialistes de la bouche et des dents ont pu remédier aux anomalies des voies aériennes (étroitesse de la cavité buccale, implantation défectueuse des dents, atrésie des maxillaires, voûte palatine ogivale, etc...) sans opération, uniquement par le port momentané d'appareils de redressement qui, tout en aboutissant à donner au sujet un faciés plus esthétique, supprimait catégoriquement l'insuffisance de la respiration nasale et empêchait le développement des végétations.

Il est des otites suppurées qui exigent — et souvent très rapidement — de graves et très minutieuses opérations : la trépanation de la mastoïde, l'évidement pétro-mastoïdien, l'ouverture de la boîte cranienne dans les cas d'abcès du cerveau, etc...

Traitement général de la surdité

La surdité peut être causée ou aggravée considérablement par un mauvais état général d'où la nécessité pour le malade de l'oreille de pratiquer, avec une hygiène appropriée, le traitement rationnel des maladies susceptibles d'aggraver son état notamment les manifestations de l'arthritisme, l'artério-sclérose, l'hypertension artérielle, la constipation, etc... La médecine actuelle conseille les cures de désintoxication par un jeûne périodique, relatif ou absolu, les laxatifs, la vie à la campagne, l'air pur, le soleil, l'exercice, l'alimentation végétarienne et fruitarienne, l'abstinence, d'alcool, de tabac et la suppression des excès de toute sorte. Les insuffisances fonctionnelles sont traitées par la thérapeutique endocrinienne et certaines affections des voies aériennes se trouvent justiciables des cures hydro-minérales, notamment aux stations d'Ax-les-Thermes, Cauterets, Allevard, Challes et surtout Bagnères de Luchon.

A Luchon, notamment, on traite toutes les affections de la gorge, de la trompe d'Eustache, les surdités dites rhinogènes, mais non pas les suppurations de la caisse. La cure comprend principalement des humages, gargarismes et des insufflations sulfureuses dans la caisse. De nombreux sourds, dans certaines formes de surdité, sont chaque année améliorés à Luchon.

Enfin le traitement général de la surdité doit être complété par la psychothérapie. Il appartient au médecin et à l'entourage du sourd de pratiquer d'utiles suggestions pour diminuer son pessimisme, apaiser sa souffrance et faire renaître un espoir d'amélioration et le goût de vivre. Les croyants ont là d'immenses ressources en réserve. Pour les autres, la méthode Coué, l'auto-suggestion, le travail judicieusement choisi, de nécessaires distractions compléteront le traitement local.

Hygiène et prophylaxie de l'Oreille [1]

Il est deux sortes de prophylaxies (2) : celle qui incombe à l'Etat et celle qui ne concerne uniquement que les particuliers.

Prophylaxie générale

La prophylaxie générale dépendant des mesures que devrait prendre l'Etat — et qui n'existent pas encore — réside dans l'interdiction du mariage entre personnes contagieuses.

Les contagieux qui se marient et procréent ne peuvent avoir que des rejetons tarés, inutiles, nuisibles même à la société (3).

Quant aux contagieux qui épousent des sujets parfaitement sains, ils risquent les mêmes résultats et, de plus, contaminent immanquablement leur conjoint.

Lorsque l'on songe à toutes les précautions que prennent les éleveurs dans les campagnes, à toutes les garanties que l'on exige dans les haras, on reste stupéfait de l'indifférence coupable avec laquelle l'Etat envisage l'union et la reproduction des citoyens.

Tant au point de vue de l'ouïe qu'à celui — plus large — de la santé générale des individus, *le mariage devrait être rigoureusement interdit aux syphilitiques contagieux et aux consanguins tarés.*

Il ne peut être question, évidemment, d'interdire le mariage à un sujet ayant contracté la syphilis ; ce serait trop rigoureux et généralement inutile. N'y a-t-il pas eu, d'ailleurs, d'après les statistiques de 1919 à 1921, celles d'après-guerre, un Français sur quatre (entre 18 et 50 ans) atteint de l'atroce maladie mondiale ?

La syphilis n'est contagieuse qu'à certaines périodes et un sujet consciencieusement soigné peut, après une période d'observation d'une ou deux années, aspirer au mariage et avoir des enfants à peu près sains, s'il

---

(1) Ce chapitre est tiré du *Guide du Mutilé de l'Oreille.*

(2) La *prophylaxie* est la partie de la thérapeutique qui a pour but de prévenir le développement des maladies

(3) Voir *La Dépopulation fléau de la France*, de Robert Morche (honorée d'une souscription ministérielle. Librairie Maloine, Paris, 4 fr.)

n'est pas, depuis cette période, porteur d'aucun accident syphilitique, d'aucune lésion organique.

Le certificat médical constatant que les candidats au mariage ne sont atteints d'aucune maladie contagieuse existe dans quelques pays, pourquoi ne serait-il pas obligatoire en France et dans tous les pays civilisés ?

Lorsque la syphilis est constatée chez la femme enceinte ou chez le nourrisson, il faut évidemment la combattre par le traitement spécifique en usage ; les conséquences de l'infection seront ainsi réduites au minimum.

La prophylaxie de la surdité, comme celle de la myopie, de la carie dentaire, ou celle plus grave de la tuberculose, doit exister à l'école, à l'atelier, à la caserne.

La visite régulière des enfants par le médecin, la surveillance intelligente des élèves par les maîtres et maîtresses d'écoles, les soins consécutifs aux affections qu'on aura décelées constituent des mesures, déjà prises depuis quelques années, qu'il faut continuer, développer et améliorer.

En particulier l'examen périodique des fosses nasales de l'enfant est indispensable et à la moindre trace de végétations adénoïdes leur ablation doit être faite et renouvelée au besoin quelques années plus tard en cas de récidive.

De même l'hypertrophie des cornets ou celle des amygdales, causes, avec les végétations naso-pharyngiennes, de tant d'otites et de si nombreuses surdités, seront cautérisées ou opérées.

Ces petites opérations ne sont pas dangereuses, elles se font aussi facilement que l'extraction d'une dent, elles ne demandent que quelques secondes et ne causent qu'une douleur très supportable que peut supprimer, da'illeurs l'anesthésie (1) générale ou locale.

Prophylaxie personnelle

Les sujets dont l'oreille est intacte n'ont aucune précaution spéciale à prendre que celle de nettoyer leur

___

(1) *L'anesthésie* est la privation de la sensibilité. Elle est dite *générale* lorsque le malade est anesthésié (endormi) entièrement (chloroforme, éther) ; elle est dite *locale* lorsqu'une région seulement est insensibilisée (anesthésie par la cocaïne, la stovaïne, etc...)

pavillon et leur conduit auditif comme ils nettoient leurs dents ou les autres parties de leur corps.

Avec l'eau, du savon et une serviette on nettoie fort bien le pavillon et à l'aide du petit doigt recouvert d'un linge on accède à l'entrée du conduit.

Les cure-oreille en os, ivoire ou en métal sont généralement dangereux. Les porte-cotons sur lesquels on fixe des petits tampons de ouate doivent être seuls employés, avec prudence, avec lenteur, par mouvement de rotation et sans trop pénétrer dans le conduit auditif.

Les porteurs d'otites doivent plus que le commun des mortels, prendre des précautions *indispensables* pour ne pas aggraver leur état. Ils se rappelleront que 50 à 60 0/0 d'entre eux auraient échappé à la surdité s'ils s'étaient fait soigner à temps.

Ils éviteront tout particulièrement :

Les coryzas, (rhumes de cerveau) *bronchites, angines, extrêmement néfastes pour l'oreille* (un coryza suffit à réveiller une otite moyenne catarrhale ou suppurée).

L'humidité, les courants d'air, le vent, la pluie, le froid aux pieds, les changements brusques de température, les refroidissements, causes habituelles des coryzas, bronchites et angines.

L'abus du tabac, de l'alcool sous toutes ses formes.

Les poisons de l'oreille tels le paraphénylènediamine et les sels de plomb de certaines teintures pour cheveux, la quinine, l'aspirine et le salycilate de soude (médicaments qu'on est cependant forcé de prendre dans certaines fièvres ou dans les rhumatismes articulaires).

Les bains de mer ou d'eau douce et notamment les plongées (toutefois les bains demeurent généralement sans danger lorsque les oreilles sont *complètement* protégées par un bonnet de caoutchouc serré empêchant l'eau de pénétrer dans le conduit).

L'introduction de poussières ou de sable dans les conduits lorsque les tympans sont perforés.

L'exercice de professions dangereuses pour l'oreille telles celles de forgerons, chaudronniers etc.... (en raison du bruit) ou celle de scaphandriers, aviateurs,

(par suite de nombreuses variations de pression atmos-
phérique).

Ils pratiqueront :

L'antiseptie régulière des fosses nasales par des pulvérisations antiseptiques (huile goménolée, mentholée)
ou l'introduction dans les narines de pommades vase-
linées à base des mêmes produits.

*Les lavages de la bouche, le brossage des dents et
des gargarismes de l'arrière gorge* (avec des solutions
iodées, de chloral, d'eau oxygénée faible, d'eau boriquée, etc...) surtout dès les premiers symptômes d'angines ou en cas d'épidémie.

Le mouchage unilatéral à la paysanne (une narine
après l'autre et non les deux à la fois) afin d'éviter
certains risques de congestion ou d'infection de la
caisse.

Enfin ils s'imposeront des visites régulières chez
l'oto-rhino-laryngologiste, s'abstiendront des remèdes
que la Faculté ne leur aura pas indiqués et ils fui-
ront les charlatans qui ne cherchent qu'à remplir leur
caisse sans faire entrer le moindre son supplémentaire
dans *celle* de leurs clients.

Quelques conseils

Ne désespérez jamais ! D'illustres personnalités sont
sourdes et pourtant continuent de jouer un rôle immense ici-bas.

Entendez-vous encore ? Faites de la rééducation auditive.

N'entendez-vous plus suffisamment ? Portez cornets
acoustiques ou microphones.

Etes-vous complètement sourd ? Apprenez la lecture
labiale, le langage des signes.

---

*Sourds, n'ayez jamais recours aux charlatans qui ne
désirent que soulager votre portefeuille et non votre
oreille !*

*Ne croyez pas aux annonces de la sixième page des
journaux, pas plus qu'aux prospectus et affiches qui
vous promettent la guérison de votre surdité par des
appareils ou des produits merveilleux : c'est faux !*

C'est faux, car autrement des sourds illustres : savants, médecins, financiers, hommes d'État, auraient déjà employé ces appareils et ces produits et seraient guéris...

Ne croyez pas aux attestations des charlatans : la plupart sont imaginaires et les rares qui soient exactes n'ont aucunement la valeur que, dans notre ignorance de l'exacte vérité, vous leur attribuez à tort.

Si vous souffrez de l'oreille voyez votre médecin et consultez un spécialiste honorablement connu, sérieux et compétent.

Si votre situation modeste vous interdit ces dépenses, allez à une clinique d'oto-rhino-laryngologie, dans un hôpital ou un dispensaire.

Si vous désirez un microphone (ou un cornet acoustique) ne l'achetez qu'après l'avoir essayé et procurez-vous cet appareil uniquement chez les fournisseurs que nous recommandons.

N'achetez jamais rien à ces « commis-voyageurs » errants, qui vont de ville en ville, sans références ni garanties, et qui vous font payer, extraordinairement cher, des appareils sans valeur appréciable...

Sourds, vous êtes les éternels dupés ; votre misère est si grande que dans votre immense désir d'entendre vous vous confiez à toutes les mains, même les moins dignes et les moins propres.

Sourds, méfiez-vous !

Sourds, écoutez-nous !

Les traitements et les appareils
des charlatans

Il y deux classes de charlatans : les charlatans-médecins (assez rares) et les charlatans non-médecins, (nombreux et plus dangereux).

Les uns et les autres se distinguent des praticiens honnêtes parce qu'ils attirent à eux les malades (en l'espèce, les sourds) par des promesses *mensongères* en leur promettant, soit une guérison, soit une amélioration, *alors qu'ils savent pertinemment qu'ils trompent leur public...*

Ils amènent à eux les sourds naïfs — *même déjà trompés !* — par une habile publicité dans les journaux, brochures demi-scientifiques, prospectus, circulaires, affiches, où ils dépeignent, admirablement bien d'ailleurs, les souffrances et les infortunes des sourds.

Ils accaparent, *principalement en province au cours de leurs « tournées »*, les malheureux déficients de l'ouïe, ils leur en imposent par leur assurance, leurs titres fictifs ,leurs fausses attestations, et ils leur vendent, *à un prix exorbitant*, des pilules, des baumes, des élixirs, des masseurs, des stéthoscopes, des conques, ou des cornets décorés de noms pompeux, sans aucune valeur réelle.

Parfois, mais très rarement, leurs appareils sont ceux des praticiens et des prothésistes sérieux, mais alors ils en majorent de 100, 200, 500 0/0 le prix normal....

Parfois ils guérissent ou améliorent un sourd, un sourd nerveux, sujet à la suggestion, un sourd catharreux « temporaire », un sourd au conduit auditif obstrué par un bouchon de cérumen (et qu'un simple lavage peut guérir), mais le fait est bien rare...

Certains baumes contre l' « écoulement d'oreille », vendu avec une étiquette mirobolante au prix de 20 francs ne contient que de la glycérine resorcinée (1 fr. 50 chez n'importe quel pharmacien).

Certains masseurs du tympan donnés exceptionnellement au prix « spécial » (oh ! combien !) de 400 fr. coûtent 60 à 80 francs chez le fabricant !

Enfin, certaines conques métalliques, peu visibles évidemment, mais sans aucun pouvoir de faire entendre, sont vendues couramment 500, 800 et 1.200 francs, selon la nature du métal qui les composent, alors que leur prix de revient est de 10, 25 et 150 francs.

Pauvres sourds !

La loi qui interdit d'appeler « chat un chat et Rollet un fripon » empêche de reproduire les noms et adresses de ces exploiteurs. Et cela vaut mieux car il est des victimes prédestinées qui s'empresseraient d'y courir : « Si par hasard, c'était vrai ! S'il me guérissait ! »

Et ces malheureux jobards, maintes et maintes fois trompés, sont les mêmes qui hésitent à payer dix francs de cotisation annuelle à la seule œuvre française qui s'occupe d'eux et s'efforce d'améliorer leur sort !...

Ils n'accorderont pas un centime à une œuvre sérieuse, désintéressée, charitable, qui a fait ses preuves, mais ils apporteront d'innombrables billets bleus à tous ces *requins* qui clament mensongèrement dans les annonces : *La surdité est vaincue ! Plus de sourds ! Une grande découverte a vaincu la surdité ! Un grand savant a découvert le remède de la surdité ! La surdité n'existe plus !* etc...

L'humanité est toujours la même...

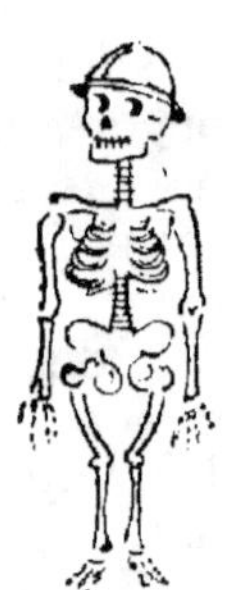

III. Que faire ? Les traitements en vogue

Conseils aux Sourds

Chaque mois le volumineux courrier que je reçois reproduit les éternelles et angoissantes questions :

« *Je deviens sourd ! Je suis sourd ! Que faire ?* »

Et chacune des lettres dépeint le douloureux calvaire que je connais tant :

« *J'ai tout essayé, j'ai vu tous les spécialistes, je me suis saigné aux quatre veines et je suis plus sourd que jamais !... »*

Alors, amis inconnus, je reprends, moi aussi, la même antienne et je vous dis : Espérez quand même, supportez votre mal, trouvez un dérivatif, oubliez votre infirmité, créez-vous des joies compensatrices, remédiez au fléau.

« *Remédier au fléau ? Mais n'est-ce pas ce que nous voulons ! Venez à notre aide. Que faire ?*

Que faire ? Je vais vous le redire. Lisez-moi bien.

Etes-vous sourd bilatéral complet, absolu, sans aucune chance de guérison ? Votre oreille, par otite interne, est-elle inguérissable ? Est-elle vraiment frappée à mort ? Des spécialistes, sérieux et honnêtes, vous l'ont-ils affirmé ?

Eh bien ! apprenez la lecture labiale. Piochez-la si ingrate, si aride, si dure qu'elle vous paraisse, piochez-la des mois et des mois avec des professeurs compé-

tents ou simplement, faute de mieux, avec des livres
techniques (1) et l'aide de votre entourage.

*Apprenez-la et bientôt vous comprendrez les vôtres,
vos intimes, peut-être même, si vous êtes doué, des
inconnus.*

Voyez les jeunes sourds-muets : ils sont *muets* et
pourtant *ils parlent* ; il sont *sourds* et pourtant *ils
comprennent !* Et leur gaîté souriante fait contraste
avec votre mélancolie. Que ne fréquentez-vous leurs
bals (où *ils* et *elles* dansent) et leurs banquets, que ne
participez-vous à leurs excursions, à leurs Congrès !

Vous doutez ? Mutilés, mes frères et vous anciens
combattants, vous les poilus de l'Yser, de la Marne et
de Verdun, *vous ne devez pas vous décourager.*

Voyez Scapini l'aveugle ; Scapini le président des
Aveugles de Guerre, Scapini le fier député de Paris,
Prenez exemple sur lui et ce qu'il a fait, lui, bien plus
cruellement frappé que vous, ne pouvez-vous le faire ?

Aveugle, il a appris à lire et à écrire en Braille —
*comme vous, vous devez apprendre à lire sur les
lèvres* — aveugle, il a fait son droit, il est avocat, il
plaide, il suit les Congrès, les préside et le voilà devenu
à force de labeur, de ténacité, d'héroïsme — oui d'héroïsme pour vaincre le respect humain, les préjugés,
les forces mauvaises ou envieuses liguées contre lui —
le voilà devenu, dis-je, votre représentant à la Chambre !

*Etes-vous sourd incomplet ? Mais alors, faites de la
rééducation auditive.* C'est long malheureusement, fatigant, coûteux parfois. Mais parmi les méthodes qui
s'offrent à vous et que nous avons déjà exposées :
rééducation par la voix humaine, les tubes acoustiques,
le phonographe, la T. S. F., les appareils électrophonoïdes, les masseurs et vibrateurs tympaniques, les
diapasons, les sirènes etc... il en est de très faciles ne
nécessitant ni beaucoup de temps, ni de fortes dépenses.

---

(1) Voyez à ce sujet les livres spéciaux édités par la Librairie Médicale Maloine. 27, rue de Médecine. Paris et le *Guide du Mutilé de l'Oreille*, édité par la *Revue des Mutilés de l'Oreille*, préfacé par un illustre
déficient de l'ouïe : le Maréchal Lyautey.

La rééducation auditive ne réussit pas toujours ? C'est exact. Mais quel est donc le traitement médical doué de l'infaillibilité ? Si chaque médicament, procédé ou méthode guérissait *mathématiquement* toute maladie, blessure ou infirmité, nous serions immortels comme des dieux...

La spécialité oto-rhino-laryngologique date d'un demi-siècle à peine, les méthodes *perfectionnées* de rééducation auditive et de lecture labiale, les microphones, sont plus récents encore. La science progresse à pas de géants, elle n'a pas dit son dernier mot. Qui sait ce que l'avenir réserve ?

Etes-vous, sourd partiel, désireux de mieux entendre, à tout prix, pour gagner votre vie ? Ne voulez-vous pas seulement entendre quelques minutes par jour, comme tout le monde, pour le plaisir ? Ne voulez-vous pas vous détendre au contact des divines jouissances de la musique ? *Mais vous avez les microphones et les cornets, les microphones plus particulièrement.*

Mon microphone, pour moi, m'est de la même utilité que mon binocle. Il est inséparable de ma personne. *sans lui je n'entends la voix qu'à quelques centimètres de l'oreille,* le pavillon rabattu avec la main. Avec lui j'entends la voix normale à soixante centimètres, la *voix assez élevée à un mètre* et souvent la voix très haute à plusieurs mètres. J'entends l'archet de ma femme tout à tour plaintif, berceur, voluptueux, me griser de Gounod ou de Schumann. Et ma T. S. F. (quand elle marche !) me met aux yeux, les jours de symphonie, des larmes de douceur et d'allégresse.

Avec mon microphone j'entends mes enfants, mes amis, mes relations ! J'assiste à des réunions, à des fêtes et je vous assure que je demeure le boute-en-train, le gai convive, que j'ai toujours été...

Et pourtant moi aussi j'ai connu des heures sombres : la grippe espagnole de 1918, l'hôpital, et le reste ! J'ai sangloté devant le mur de silence qui m'environnait comme un cercueil !

Et puis, quoi, j'ai réagi !

Faites comme moi.

Oui, je sais, beaucoup, parmi les sourds et notamment chez les mutilés de guerre, n'ont aucune situation, leur pension est misérable et leurs charges croissent en raison de la cherté de la vie.

Hélas ! c'est là le lot de la vie, commun à des milliers de gens qui ne sont pas sourds et demeurent pourtant plus malheureux que vous encore...

Et puis, votre pension, amis mutilés de l'oreille, on l'a tout de même augmentée grâce à notre Association ! Votre situation ? les Comités départementaux de mutilés (au siège de chaque préfecture) essaient de l'améliorer : par l'offre d'emplois (trop rares encore), et par la rééducation dans les Ecoles spéciales où vous apprendrez *gratuitement* un nouveau métier.

Vous êtes triste quand même ? Mais, divertissez-vous ? La promenade, la lecture, certains jeux, le jardinage, constituent de réels antidotes de la neurasthénie.

Vous êtes seul ? Vous ignorez l'amour ! Vous voudiez une femme, des gosses ! Mais imitez donc les sourds-muets ! Certains ont des amours de femmes entendantes-parlantes, ce qui est le comble ! — et des petits, délurés, bien faits, bien portants qui entendent et qui parlent comme vous et moi au bon vieux temps de jadis...

Vous craignez que votre surdité ne vous diminue ! Allons donc, hommes de peu de foi. A-t-elle diminué les Edison, les Hughes, les Lyautey, les Ismet-pacha ? Ferdinand Buisson, Charles Maurras, le général Percin, Georges Bonnefous, — je cite des hommes de tous les partis — ne restent-ils pas, malgré leur âge et leur infirmité, des chefs de parti honorés par leurs fidèles ? Et mieux encore les illustres professeurs Calmette et Nicolle, membres de l'Académie de Médecine, lauréats du prix Nobel, frappés, eux aussi, par la surdité, ne sont-ils pas parmis les plus grands de ce monde ?

La surdité vous diminuera, oui, évidemment, lorsque vous irez seul au guichet de la poste ? Et puis après...

En revanche vous admirerez toujours les beautés de la nature que ne peut plus contempler l'aveugle et vous connaîtrez jusqu'à la fin les joies pédestres qui se refusent au paralytique et à l'amputé double. Est-ce que ceci ne compense pas cela ?

Ici-bas chacun a sa croix à porter. J'ajoute : il dépend de nous qu'elle soit supportable, efforçons-nous donc *de la bien porter*, le moins incommodément possible, si nous ne pouvons pas nous en débarrasser.

Lecteurs qui me lisez, faites votre profit de mon optimisme : *réagissez*.

Les complications mortelles de l'Otite

Lecteurs porteurs d'une oreille « qui coule » lisez l'observation médicale qui suit :

Observation de M. B. :

Janvier à Juillet 1928 : Légère suppuration de l'oreille droite ; écoulement intermittent d'un pus assez clair et presque inodore.

Août : La suppuration augmente, l'oreiller est taché chaque nuit, le pus est plus épais et sent mauvais ; quelques migraines, peu d'appétit, léger amaigrissement.

Septembre : Ni les lavages, ni les pulvérisations, ni les instillations de médicaments antiseptiques n'arrivent à tarir la suppuration ; les névralgies craniennes augmentent d'intensité, raideur de la nuque, nausées, l'amaigrissement continue.

Octobre, Novembre : La suppuration est beaucoup moins grande, les douleurs de tête diminuent, l'état *paraît* s'améliorer.

Décembre : Recrudescence de la suppuration, pus épais, extrèmement fétide, vomissements, raideur de la nuque, névralgies très douloureuses intolérables au niveau de l'occipital et de l'os frontal, troubles oculaires, perte partielle de la vue, vertiges, l'amaigrissement s'accentue, fièvre, gonflement de la région mastoïdienne.

20 *Décembre :* Anesthésie sous chloroforme, évidemment pétro-mastoïdien, trépanation cranienne, ouverture d'un abcès cérébral curettage osseux, quatre heures d'opération.

Janvier, *Février*, *Mars* 1929 : Trois mois de convalescence dont vingt jours de lit et trente jours de chambre, pansements quotidiens, mèches de 2 m. 50, tamponnements, etc... Le malade est sauvé.

Voici brièvement relatée l'observation d'un sourd de guerre porteur d'une otite moyenne suppurée chronique. Ce malade a été soigné, puis opéré *tardivement*, il a pourtant, malgré le retard apporté à l'opération, échappé à la mort.

Mais d'autres qui répugnaient à subir la trépanation dorment de leur dernier sommeil ! D'autres encore, opérés normalement, à temps, sont morts aussi en raison de la gravité et de la multiplicité de complications cérébrales parfois impossibles à prévoir, et à guérir. D'autres enfin — en nombre infime, il est vrai — dont l'otite de tout repos ne produisait, par périodes, qu'un écoulement insignifiant, presque inodore et incolore, ont été emportés en quarante-huit heures, parfois même subitement par un abcès cérébral que rien ne laissait envisager...

Les signes de complications cérébrales de l'otite : suppuration intense et fétide, hémorragies, céphalgies, vertiges, amaigrissement, nausées, fièvre, ralentissement du pouls, troubles oculaires, hémiphégie, aphasie, épilepsie jacksonienne, etc... *n'existent pas toujours au début de l'affection et quand ils se manifestent dans toute leur ampleur il est des cas où le malade est déjà condamné quelle que soit l'intervention du chirurgien.*

Evidemment la terminaison fatale de l'otite *est relativement peu fréquente par rapport au grand nombre d'oreilles malades.* Elle est rare chez les porteurs d'otite suppurée au tympan largement ouvert, à l'hygiène auriculaire et générale consciencieusement pratiquée, mais elle existe...

Tout individu qui a une suppuration de l'oreille est un candidat à la mastoïdite, à la méningite, à l'abcès du cerveau et du cervelet, à la septicémie auriculaire, à la phlébite du sinus et à la paralysie faciale.

Mieux vaut posséder une otite adhésive ou scléreuse et ne plus entendre grand chose que d'avoir relativement une bonne audition et d'être affligé d'une oreille qui coule perpétuellement...

Toute suppuration de l'oreille doit être soignée et tarie. Seul l'auriste a qualité pour intervenir à l'exclusion de tout autre médecin. Un traitement médical *sérieux et précoce et suivi très régulièrement* guérit presque toujours la suppuration, sans opération.

Du pus dans l'oreille c'est une épée de Damoclès suspendue sur la tête du malade négligent, ignorant ou peureux. S'il y a des otorrhées qui, réduites à une sorte de goutte auriculaire, dans une caisse du tympan largement ouverte, durent impunément dix, vingt, trente ou quarante an, il en est d'autres qui, en dix, vingt, trente ou quarante mois, semaines, jours ou heures vous envoient dans l'autre monde...

Conclusion : Montrez votre oreille *qui coule* à un auriste consciencieux et compétent et faites-vous soigner et, s'il y a lieu, opérer *à temps.* Il n'en coûtera que quelques billets de mille au malade aisé (et ce n'est pas volé !) et rien du tout au mutilé de guerre porteur de son carnet de soins, pas plus qu'au malade nécessiteux que l'hôpital aura toujours le devoir d'accueillir....

L'appareillage des Sourds

LES MICROPHONES

Ainsi que je l'ai déjà exposé, l'appareillage des sourds *possédant encore des restes suffisants d'audition,* consiste en conques, cornets, tubes acoustiques et microphones.

Les *conques métalliques,* recouvertes ou non d'émail, se placent dans le conduit auditif et épousent extérieurement les reliefs et dépressions du pavillon, elles ne rendent que des services insignifiants.

Les *cornets,* en écaille, ivoire ou métal, de formes diverses, permettent à de nombreux sourds d'entendre suffisamment surtout lorsque l'interlocuteur parle près de l'appareil.

Les *tubes acoustiques* jouent le même rôle que les

cornets, mais comme eux sont *encombrants* et immobilisent la main.

L'appareillage le plus pratique, actuellement, est sans contredit constitué par le microphone ; les sourds y auront recours de préférence dans tous les cas où leur médecin ne s'y opposera pas formellement. On sait en effet que certaines formes de surdité peuvent être aggravées par le port d'un appareil alors que d'autres, au contraire, sont susceptibles d'amélioration par un emploi judicieux et rationnel de ce merveilleux instrument que la science a créé à l'usage des déficients de l'ouïe.

Le microphone des sourds, que chaque fabricant désigne d'un nom particulier, est composé essentiellement d'un transmetteur, d'une pile électrique qui fournit le courant et d'un récepteur (écouteur).

Le microphone transmetteur peut être double, triple ou quadruple. On en fabrique qui ont la forme d'une boîte cubique et chacune des faces latérales de la boîte est munie d'un microphone relié au récepteur.

Le récepteur est unilatéral ou bilatéral, le récepteur unilatéral est largement suffisant, on l'applique sur la meilleure oreille. Il peut tenir sans l'aide de la main par un serre-tête.

La source du courant est une pile sèche de trois volts, elle ne dure malheureusement qu'une trentaine ou une quarantaine d'heures. Si l'intéressé ne l'utilise que quelques heures par jour elle lui servira pendant une ou deux semaines. Mais si son microphone reste à son oreille de huit heures du matin à dix heures du soir, la pile ne fera pas trois jours, car dès que le voltage est descendu au-dessous de deux volts la force du microphone est considérablement diminuée et les sons moins bien perçus.

Un régulateur est souvent branché sur l'appareil, il permet de donner au courant l'intensité désirée. Enfin un interrupteur donne le moyen d'ouvrir ou de fermer le courant électrique.

La voix, la musique, tous les bruits extérieurs sont considérablement amplifiés par le microphone et tel qui n'entend pas distinctement la voix haute à dix centimètres de son pavillon la perçoit à un mètre ou deux avec un bon microphone.

On voit donc les services que rendent ces appareils.
Grâce à eux le sourd n'est plus isolé, il entend sa
femme, ses enfants, ses amis, ses clients. La conversation à voix basse est même possible en approchant le
microphone des lèvres de l'interlocuteur.

La plupart des microphones sont de dimensions
modestes, ils se dissimulent aisément chez l'homme
dans la poche du veston ou mieux sous une large cra-
vate ; chez la femme sous le cache-corset. La chevelure
de la femme cachera même — suprême coquetterie —
le récepteur en rabattant les cheveux sur l'oreille.

L'avenir des microphones sera de plus en plus vaste
au fur et à mesure des perfectionnements que l'on y
apportera.

Lorsque plus tard on pourra exactement adapter
un microphone à telle forme de surdité comme on
adapte les verres à telles ou telles dioptries chez le
myope, on sera bien près d'avoir atteint la perfection.

Les profanes qui essaient par hasard un microphone
s'étonnent de l'intensité extraordinaire des sons amplifiés et pourtant le malheureux sourd regrette souvent,
lui, qu'ils ne soient pas plus intenses encore...

*Le microphone perfectionné doit devenir pour le
sourd ce que la lunette est au myope ou au presbyte.*
Mais il doit être *soigneusement* choisi et adapté à l'o-
reille sans produire ni fatigue, ni douleur, ni gêne, ni
sifflements ou bruits parasites quelconques.

*Il faudrait arriver également à abaisser le prix de
ces appareils* (que certains marchands exagèrent terri-
blement) *ainsi que celui des piles et trouver pour celles-
ci un moyen de régénération.* Je soumets tous ces
desiderata à MM. le Fabricants, inventeurs et perfec-
tionnateurs d'appareils de prothèse auriculaire.

CONSEILS A PROPOS DES MICROPHONES

Tous les micros se démontent et se réparent facilement, mais les profanes ignorants et maladroits ont intérêt à laisser ce soin aux fabricants.

Parfois des sourds, tout d'abord satisfaits de leur microphone, n'en tirent plus les services habituels et ils se désespèrent...

Mais est-ce bien de la faute de l'appareil ? *L'avez-vous longuement et consciencieusement essayé avant de l'acheter ? N'entendiez-vous pas à ce moment ? N'avez-vous pas détérioré l'appareil, abîmé les fils conducteurs ? N'utilisez-vous pas des piles usées ou trop anciennes ?* Votre surdité ne s'est-elle pas aggravée ? Toute questions qu'il faut résoudre avant d'affirmer catégoriquement une accusation ?

A moi aussi, il m'arrive que mes microphones ne marchent pas. Alors après avoir pris le voltage de ma pile avec un voltmètre, (la pile doit toujours avoir plus de deux volts), vérifié fils, microphone et écouteur, je rapporte l'appareil au fabricant qui s'empresse de faire le nécessaire. Faites-en autant...

Les fils sont délicats à manier, le microphone est assez fragile et ne supporte pas les chocs, les écouteurs peuvent se dérégler, les contacts des piles et les prises de courant demandent à être vérifiés de temps en temps.

Enfin la surdité peut s'aggraver et nécessiter un appareil plus puissant. En outre, tel sourd entendra mieux certain jour que tel autre, même avec une pile neuve, parce que son état général sera meilleur, son nez et sa trompe d'Eustache plus perméables, sa caisse du tympan plus ou moins sèche ou humide, etc...

Le grand ennui des microphones pour ceux qui s'en servent quotidiennement de nombreuses heures réside dans l'usure rapide de piles.

Dès que le voltage de la pile descend de trois volts à moins de deux volts, on n'entend presque plus.

Les piles coûtent cher : 2 fr. 50 à 6 francs, selon les marques (les piles américaines plus durables, de 20 à 30 francs). Une pile ne résiste pas à un emploi de huit à douze heures *consécutives* ; toutefois, sa durée peut atteindre huit à quinze jours si elle n'est utilisée qu'une heure ou deux par jour.

Mais, malgré tous ces ennuis, le microphone reste et demeure l'appareil de choix pour entendre.

La rééducation auditive

La rééducation auditive a pour but, comme son nom l'indique, de rééduquer l'oreille, *c'est-à-dire de l'habituer à entendre de nouveau les sons qu'elle entendait autrefois.*

La rééducation physiologique existe dans tous les domaines. Un membre, un muscle, atteints d'une lésion quelconque (blessure de guerre, traumatisme) et partant dans l'impossibilité de jouer leur rôle intégralement, retrouveront, petit à petit, toutes leurs facultés essentielles : mobilité, contraction, propulsion, etc... à l'aide d'une gymnastique particulière. Par une série de mouvements, de massages, de frictions, effectués par les mains du praticien ou à l'aide d'appareils (mécanothérapie) le membre ankylosé, le muscle immobilisé, retrouvent leur santé et recommencent à remplir les fonctions pour lesquelles ils sont faits.

Cette rééducation qui s'applique aux membres, aux muscles, aux poumons, à l'estomac, à l'intestin, etc... existe donc aussi pour l'ouïe.

On rééduque l'ouïe. On apprend à l'oreille à ré-entendre ou on l'empêche tout au moins, dans de nombreux cas, de diminuer davantage. .

Ces méthodes de rééducation auditive sont de plusieurs sortes.

Il faut dire d'abord qu'aucune n'est infaillible.

Elles ne guérissent pas la surdité, elles améliorent seulement les restes d'audition et ce résultat est déjà fort appréciable.

La rééducation auditive se fait de différentes manières : par la voix, les tubes acoustiques, les diapasons, les appareils électrophonoïdes, les instruments de musique, le phonographe, la T. S. F., (Voir *Guide du Mutilé de l'Oreille*).

L'air surchauffé sous pression peut-il guérir la surdité ?

. On sait, par ce qui précède, la variété des procédés thérapeutiques employés pour guérir ou améliorer la surdité.

Une de ces méthodes, employées depuis fort longtemps déjà, mais peu connue encore, consiste en des insufflations et massages, *par l'air chaud sous pression*, dans le conduit auditif et la trompe d'Eustache et sur la région mastoïdienne.

L'inventeur et perfectionnateur de cette méthode, M. Prat, n'est pas médecin, mais c'est un savant et un chercheur auquel des maîtres de la médecine ont rendu hommage... alors que d'autres, à tort ou à raison, ne lui ménagent pas critiques et attaques !...

M. Prat soigne notamment par l'air chaud sous pression : la tuberculose, les lupus, cancers, les arthrites, l'obésité, la gangrène diabétique, certaines affections des yeux (kératites, conjonctivites granuleuses) la pyorrhée alvéolo-dentaire et enfin les otites chroniques, catharrales, suppurées, adhésives et les scléroses tympaniques.

M. Prat emploie l'air chaud depuis 30 jusqu'à 1.200 *degrés et sous une pression de 2 à* 15 *kilos.* Les douches d'air chauffé agissent par effleurage, massage ou pétrissage selon la pression employée, elles favorisent l'élimination des déchets toxiques, décongestionnent aseptisent, escarrifient ou calcinent les tissus selon la température choisie.

En thérapeutique auriculaire les effets produits par ces procédés seraient les suivants : massage énergique du tympan des osselets et de la région mastoïdienne, dilatation des trompes, nettoyage éventuel des conduits et de la caisse.

L'*Association des Mutilés de l'Oreille*, toujours à la recherche des nouvelles médications susceptibles d'améliorer l'ouïe de ses amis a fait une enquête, elle

a délégué son secrétaire-général chez M. Prat. Voici
à peu près in-extenso la relation de l'interview après
les présentations d'usage :

— Vous lirez ces brochures, Monsieur. Elles expliquent ma
méthode. J'ai guéri des cancéreux, des tuberculeux, des sourds
et même des sourds-muets.
— Que dit actuellement l'Académie de Médecine de votre
méthode ? Ne lui signalez-vous pas vos guérisons ?
— L'Académie ? Elle s'en fout...
— Pouvez-vous me donner des noms et adresses de sourds
guéris ou améliorés ?
— Non, mais vous pourrez voir ici des sourds que je convo-
querai. En voici un d'ailleurs : M. C... ; ce malade portait
comme vous un appareil à double microphone et désormais il
n'en a plus besoin.
Le malade a confirmé ces dires mais ce cas n'est pas très
probant, selon moi, car M. C... n'entend qu'en rabattant le pa-
villon de l'oreille avec sa main et il demeure donc très sourd
encore.
— Le traitement est-il douloureux ?
— Non.
— Est-il long ?
— Vingt, trente, quarante, cinquante, soixante séances selon
les cas, à raison de trois ou quatre par semaine.
— A quelles conditions pécuniaires ?
Là, c'est la secrétaire qui m'a répondu :
— Cela dépend des cas et des personnes : de 10 à 50
francs la séance. Mais M. Prat a aussi des malades gratuits.
S'adressant devant moi à un autre malade, médecin et jour-
naliste à ses heures, il lui expliqua à lui aussi sa méthode et
lui proposa un essai.
— J'accepte.
Après avoir rapidement regardé l'oreille au spéculum mais
sans examen de la gorge ni des fosses nasales et presque sans
aucune interrogation (M. Prat est extrêmement pressé et son
salon ne désemplit pas...) la séance commença.
Pas douloureuse, certes, mais désagréable : l'opérateur est
plutôt nerveux et pas courtois du tout.
— Sera-ce douloureux ?
— Vous m'embêtez, je vous ai déjà dit qu'on ne souffre
pas.
— Je vous signale que la caisse à gauche a parfois un épanchement muqueux ou purulent. Ne craignez-vous pas qu'à travers mon tympan largement ouvert votre insufflation, si violente,
n'envoie des parcelles de cet épanchement dans les cellules
mastoïdiennes par le canal de l'aditus ?

— Taisez-vous, vous m'embêtez.

— Ah ! mais je n'admets pas vos réponses, je suis médecin, et j'opère depuis vingt ans et jamais je ne me permettrai de répondre ainsi à mes clients, à plus forte raison, à...

— Mais je suis pressé, vous ne le comprenez pas. Et je vous le répète gentiment : vous m'embêtez. Au revoir, revenez demain, on continuera le traitement gratuitement.

Les qualités primordiales du médecin sont, avec la science et l'honnêteté, la patience et la douceur. Je n'ajoute pas la politesse, celle-ci doit être l'apanage de tous les gens policés. M. Prat est-il bourru de nature, veut-il se donner un genre ? C'est en tout cas un *mauvais genre...*

Personnellement j'étais fixé.

Je tiens M. Prat pour un chercheur et un savant, je suis convaincu, puisque j'en ai lu les relations, qu'il a guéri certaines maladies réputées inguérissables *mais je doute que dans le domaine de la surdité il ait obtenu des guérisons réelles et durables.* Lorsque je possèderai une vingtaine de noms et d'adresses de sourds guéris ou largement améliorés par M. Prat, lorsque j'aurai vu et interrogé, seuls, en tête à tête avec eux, les « miraculés » abandonnés par la Faculté, *là alors, je croirai.*

Et puis n'y a-t-il pas des cas où la méthode Prat aggrave l'otite et amène, peut-être, des complications ?

Que dire, si le affirmations de M. Prat sont rigoureusement exactes, de tous les spécialistes de l'oreille qui négligeraient une telle méthode ?

Le confrère en surdité, opéré par M. Prat, a remarqué ,après la séance, une augmentation de 100 0/0 de ses facultés auditives (mesurées soigneusement par ses propres appareils) *mais, le soir même, l'amélioration s'était dissipée* et avait fait place — est-ce une simple coïncidence ? — à une névralgie cranienne intense et à une légère sensibilité des tympans.

La méthode Prat peut, à mon humble avis, *être essayée chez les sourds qui n'ont aucune suppuration* (otites adhésives et scléreuses) *et chez lesquels les thérapeutes légaux, après essai de tous les traitements classiques, ont catégoriquement abandonné tout espoir d'amélioration.*

Si parmi mes lecteurs il en est qui essaient cette médication de l'air chaud sous pression je serais heureux de recevoir leurs impressions. Je ne recommande rien, je signale simplement...

La rééducation auditive
améliore-t-elle réellement la surdité ?

Une visite à la clinique Rousselot

Les spécialistes en rééducation auditive *affirment que la rééducation auditive* par la voix nue, les diapasons, les tubes acoustiques, la musique, la T. S. F., les sirènes à voyelles ou les appareils électrophonoïdes, *améliorent de très nombreux cas de surdité.*

Personnellement, j'en suis convaincu et je l'ai très explicitement déclaré dans mon *Guide du Mutilé de l'Oreille*, mais j'avertis une fois de plus les intéressés que le traitement de rééducation auditive est long, fatigant, coûteux. Il demande beaucoup de patience et de persévérance et laisse parfois des désillusions puisque ceux qui s'y prêtent ne sont pas toujours améliorés et qu'ensuite de nouvelles otites peuvent compromettre les résultats obtenus...

L'idée m'est venue d'aller à l'Institut *Prophylactique*, 36, rue d'Assas, interviewer au nom de l'*Association des Mutilés de l'Oreille*, le chanoine Meunier, directeur de la clinique Rousselot, assez connu pour ses méthodes de correction des vices du langage et de rééducation auditive.

L'abbé Meunier, comme M. Prat, est un savant, mais contrairement au propagateur de la thérapeutique par l'air chaud sous pression, un savant très affable, posé, courtois, comme le sont d'ailleurs le Dr Vernes, directeur de l'*Institut Prophylactique*, l'une de nos gloires médicales et son chef de laboratoire, M. Bricq, qui m'a initié aux merveilleuses méthodes de l'Insti-

tut qui a su juguler le fléau qui a pour nom la syphilis.

M. Meunier me montra le fameux *Tonomètre de
Kœnig* (acquis par l'abbé Rousselot et l'*Institut catho-
lique*) auquel l'*Institut Prophylactique* a donné l'hospi-
talité.

Composé de 169 diapasons presque tous munis d'un
curseur, l'appareil donne les vibrations de toutes les
gammes perceptibles *depuis 16 vibrations jusqu'à*
90.000. Ces diapasons sont employés, pour la rééducation auditive, chacun séparément, avec ou sans aide
de résonnateurs spéciaux et éventuellement de tubes
acoustiques.

— Combien faut-il de séances pour rééduquer l'ouïe par
votre méthode, demandai-je à l'abbé Meunier.

— Environ 30, 40, 50. Parfois on se trouve bien, chaque
année, de récidiver, mais dans une plus faible mesure.

— Combien de temps dure la séance ?

— Au gré du malade, quelques minutes, une heure, deux
heures ou trois heures ; quatre fois par semaine.

— Quels sont vos honoraires ?

— Je ne demande rien à ceux qui ne peuvent pas payer ;
les personnes aisées donnent de dix à trente francs par séance.

— Avez-vous des résultats certains ?

— *D'après mes statistiques un tiers des sourds est notablement
amélioré, un autre tiers en tire un petit profit, l'autre tiers n'a
rien à espérer.*

— Pouvez-vous me donner des noms et adresses de sourds
auxquels vous avez rendu une grande partie de leur ouïe perdue?

— Non, je verrai. Mais je vous en présente un. Ce malade
vient de Lyon. Il n'entendait la voix que la bouche contre
l'oreille et maintenant, il l'entend fort bien à cinquante centimètres.

L'interpellé me confirma cette déclaration, puis reprit
son traitement, la tête près d'un résonnateur cylindri-
que à l'orifice duquel vibrait un diapason.

. . . .

Et cela dit, pourquoi donc, m'ont demandé des amis,
vous, médecin, vous secrétaire-général des Mutilés de
l'Oreille, n'essayez-vous pas ces méthodes qui amélio-
reraient votre audition et vous permettraient d'entendre sans le secours d'un microphone ?

A cela je réponds facilement : j'ai essayé (et j'essaie encore lorsque je le peux) toutes les méthodes, tous les traitements !... Mais les plus réputés spécialistes auxquels l'autorité militaire m'a présenté durant et après la guerre m'ont déclaré : « *Pour vous, il n'y a plus rien à faire..... »*

Toutefois j'avoue que je n'ai pas eu la patience, ni le temps de continuer la rééducation auditive (sauf de temps en temps par la T. S. F.). L'exercice de ma spécialité médicale, la littérature, les œuvres, la famillle, accaparaient trop mes loisirs... Et maintenant que j'ai tout mon temps en théorie ! — j'hésite encore : je reste sceptique sur les résultats... D'autant plus qu'avec mon microphone, je me tire encore d'affaire.

Peut-être reprendrai-je plus tard la rééducation auditive, si ma surdité s'aggrave davantage ? Peut-être aussi suivrai-je le conseil du professeur Larmoyez et de mon ancien maître le professeur Sebileau : « *Apprenez la lecture sur les lèvres »*, *c'est la seule ressource des surdités inguérissables »*.

Mais cela est une autre histoire...

Les « *infra-sons* »

La Méthode du Docteur Moner

Le Dr Moner est un praticien distingué et un chercheur qui s'intéresse aux sourds.

En ma qualité de cobaye perpétuel, j'étais allé, en 1928, voir le Dr Moner qui, fort aimablement, m'expliqua sa méthode de rééducation auditive.

Celle-ci consiste dans l'emploi, quelques minutes par jour, d'un appareil électrique dénommé, par son inventeur, le « Gymnaphone » et destiné à produire des ondes sonores qualifiées par lui d' « infra-sons ».

L'appareil marche sur courant alternatif 110 volts, à 50 périodes il est peu volumineux peu coûteux, ne cause aucune gêne, aucune douleur.

La méthode paraît inoffensive, elle est indiquée, d'après l'auteur, dans les cas de surdité par sclérose et dans les bourdonnements ; elle n'a pas lieu d'être employée dans les otorrhées (suppurations de l'oreille) ni dans les otites catharrales.

Le Dr Moner prescrit, depuis peu, en même temps que l'emploi du « Gymnaphone », *un traitement local* (instillation, dans le conduit auditif, de thiosinamine salicylée et de teinture d'asaret, pour redonner au tympan son élasticité et dissoudre progressivement, affirme le praticien, le tissu scléreux envahisseur et éliminer les déchets accumulés) et *un traitement général* (dragées à bases d'extraits de glandes génitales et thyroïdienne pour lutter contre le vieillissement et enrayer la sclérose).

Tout cela, scientifiquement parlant, *est fort rationnel* et mérite de retenir l'attention des praticiens et celle des malades.

Le Dr Moner m'offrit, en Avril 1928, un gymnaphone.

— Essayez-le, mon cher confrère, vous serez sûrement amélioré.

— Mais, combien vous dois-je ?

— Rien. Il ne peut être question d'honoraires entre praticiens et confrères en journalisme.

J'essayai l'appareil.

Hélas ! après quelques semaines d'usages il cessa de fonctionner...

Le Dr Moner me le répara et un mois ou deux après (Dieu ! que c'est long ces réparations !) je repris mon producteur d'infra-sons et l'emportai à Sanary, en ma nouvelle demeure .

C'était en Juin 1928.

Encore hélas ! l'appareil se détraqua presqu'aussitôt arrivé ! je le renvoyai au Dr Moner et l'attendis..... Juillet, Août, Septembre, Octobre, Novembre, Décembre se passèrent, puis Janvier 1929, rien n'arriva !....

J'écrivis force lettres, je rendis même une visite à M. Moner, *aucun résultat.*

— C'est très difficile à réparer, me disait-il ou m'écrivait-il, c'est très long, et puis vous avez dans le Var un courant alternatif de 25 périodes et mon appareil ne fonctionne qu'avec 50 périodes. Il me faut transformer mon gymnaphone et mon fabricant n'y réussit pas. Patientez encore. Attendez ! Je suis navré..... on finira bien par réussir...

Lassé, je n'osai plus réclamer...

Les deux cents sourds qui m'ont écrit et talonné pour que je leur réponde au sujet de cet appareil comprennent maintenant la raison de mon silence.

— Dois-je l'acheter ? En conscience qu'en pensez-vous ? J'ai déjà beaucoup dépensé d'argent et en pure perte. *Je ne suis pas riche, mais j'ai tellement confiance en vous que si vous me le conseillez, je ferai un nouveau sacrifice et je me le procurerai...*

A tous mes correspondants, je répondais ce que me disait à moi-même le Dr Moner : « *Attendez* ! » Et j'ajoutais : « Attendez que j'en parle dans la « Revue ».

En effet, consciencieusement ,loyalement, honnêtement, je ne pouvais pas recommander l'achat d'un appareil qui n'a pu marcher en ma possession et qui, après huit mois d'attente (quelle gestation !) *n'était pas encore réparé... ou modifié...* Qu'auraient dit mes correspondants si pareille aventure leur était arrivée ? Et qu'auraient-ils pensé du Dr Moner, de la Revue et de moi-même après une si longue attente et de si nombreuses, pressantes et inutiles réclamations ?...

Et maintenant que dire ?

Leur défendre cet appareil ? Non. Il est peut-être bon et il fonctionne peut-être sous un autre ciel que le mien ! Le principe sur lequel il repose est même excellent, *je les laisse libres...*

— Mais le traitement médical et interne, l'avez-vous essayé ?

— Non, le Dr Moner ne me l'a pas proposé. Ensuite ce traitement est relativement récent, le *Médecin Français* ne l'a publié qu'au cours du dernier trimestre 1928. Et puis ce traitement doit accompagner la rééducation par le gymnaphore. Or, comme je ne peux avoir le mien...

Ce double traitement médical (local avec les gouttes, général avec les dragées) m'avait quelque peu étonné pour des raisons spéciales inutiles à décrire ici en milieu profane. Je m'en suis ouvert à son auteur qui courtoisement, a publié ma lettre dans sa revue et a répondu à ma satisfaction. *Pourquoi ne puis-je en dire autant du fameux appareil ?*

. . . .

Une dernière ressource me restait pour compléter ma documentation. Le Dr Moner a publié diverses observations de sourds guéris ou très largement améliorés par sa méthode et je lui ai demandé les noms et adresses de ces malades. *Aucune réponse.*

Evidemment je n'aurais pas imprimé ces noms, je sais ce qu'impose le secret médical, quoique n'exerçant plus. Mais alors j'aurais pu dire à mes lecteurs : *Je connais des malades porteurs de tel genre d'otite*, atteints de telle diminution de l'ouïe, guéris en tant de mois par le gymnaphone et le traitement anti-scléreux.

Que diable, ces malades n'avaient pas la syphilis ? Nul tréponème, nul gonocoque ne les avaient endommagés. Ils étaient simplement sourds ou demi-sourds comme vous et moi... Alors qu'est-ce que cela pouvait faire à M. Moner de me confier confidentiellement leur nom.

Les aveugles de guerre récemment rappelés à une vision partielle n'ont-ils pas conté dans la presse leur merveilleuse guérison. Leur chirurgien oculiste n'a-t-il pas lui-même participé à cette publicité.

Je vous jure bien que si jamais un jour ma surdité s'améliore par un procédé quelconque je n'aurai aucune honte à le déclarer. Ce faisant, je rendrai service à mes frères en surdité et je prouverai ma gratitude à mon sauveur...

En résumé : le Dr Moner me paraît avoir une méthode rationnelle et sérieuse, mais il ne m'a nullement prouvé les résultats qu'il affirme avoir obtenus et il n'a pu me donner un appareil qui fonctionne...
Et nunc erudimini.

A noter aussi l'attitude finale plus qu'étrange du Dr Moner qui écrivit cette belle épître :

Que voulez-vous, je n'arrive pas à établir un appareil marchant sur courant continu ou sur courant alternatif à 25 périodes. L'appareil existe bien, mais son prix le rend prohibitif. D'ailleurs tous les sourds et surtout ceux qui me furent procurés par mon annonce de votre Revue sont ou incrédules ou insolvables...

Quand aux sourds que j'ai guéris, comment voulez-vous que je vous donne leurs noms et adresses ?...

Si c'est à ce prix que je puis espérer vendre quelques appareils qui ne me rapportent pas ce qu'ils m'ont coûté et me donnent des tas d'ennuis, une fastidieuse correspondance et des frais de tous genres, eh bien ! non ; que les sourds restent ce qu'ils sont s'ils doivent exiger tant de détails, d'autant plus que je trouve plus d'hostilité que d'aide...

La question de la vente ne m'intéresse plus ; j'avais cru, dans ma candeur naïve, que les sourds désiraient entendre. *Ils prétendent surtout embêter ceux qui s'occupent d'eux, leur rendre la tâche quasi-impossible, tant pis !...*

Excusez, mon cher confrère, l'amertume que je laisse percer dans ma lettre, j'avoue que je suis passablement dégoûté...

J'espère que vos efforts seront couronnés de succès et que vous garderez votre beau courage...

Veuillez, etc...

J'ai répondu comme il convenait au Dr Moner en laissant percer, moi aussi, mon amertume d'une telle lettre si sévère et passablement injuste à l'égard des pauvres sourds.

Les sourds ont tellement été trompés, beaucoup d'entre eux ont tellement dépensé d'argent en pure perte que leur méfiance est bien compréhensible !

Et c'est pour eux surtout que je demandais une garantie : des noms et des adresses de malades guéris avec l'autorisation de demander confirmation de ces guérisons par la méthode de Moner. *Encore une fois je n'aurais pas divulgué ces noms...*

Dans nos sociétés scientifiques médicales j'ai vu défiler des centaines de malades guéris de maladies les plus diverses et j'en ai présenté moi-même à mes confrères dans le domaine de la spécialité que j'exerçais. Ces malades (qui étaient parfois d'une classe élevée), nous les examinions, nous les interrogions, nous les revoyions les années suivantes et nous pouvions alors, dans notre cabinet, appliquer à notre clientèle ce que des confrères avaient pratiqué sur les sujets qu'ils nous avaient présentés.

C'est ainsi que progressent la science, en général, et toutes les spécialités médicales en particulier.

Plusieurs auristes éminents de Paris m'ont aussi présenté des malades, sourds-parlants ou sourds-muets, je possède leurs noms et adresses, j'ai assisté à leur traitement : rééducation auditive ou lecture labiale et j'ai pu me rendre compte du succès de certaines méthodes appliquées à certains cas, notamment de l'admirable, mais si difficile lecture labiale...

Alors ?...

Pourquoi donc le Dr Moner n'a-t-il pu satisfaire ma curiosité ? *Pourquoi n'a-t-il pas mis son point d'orgueil*, puisqu'il veut bien reconnaître ma compétence, *à me donner un appareil qui marche*, quitte à me le faire payer sous les garanties d'usage ?

Mes lecteurs répondront d'eux-mêmes à ces questions, mais encore une fois je les laisse libres d'essayer ou non la méthode Moner et d'acquérir, pour deux cents francs, un appareil qui marchera... *ou qui ne marchera pas !*

Une visite au docteur X...

Le Dr X... est, vous le devinez sans peine, ce célèbre praticien qui étale, à la sixième page des journaux, ses annonces savamment rédigées annonçant des cures merveilleuses d'otites et de surdités avec noms et adresses de malades guéris à l'appui de ses affirmations.

Le Dr X... a son cabinet à Paris et fait périodiquement des tournées en province. Il gagne un argent fou.

Je me suis payé l'agrément de rendre visite au Docteur X...

Je ne vous dirai pas son nom. Il serait ou trop heureux ou trop contrit. D'ailleurs, certains sourds indécrottables n'auraient rien de plus pressé que d'y aller au grand détriment de leurs caises — celle où ne rentreraient aucun son nouveau, et l'autre d'où sortiraient en pure perte, presque entièrement, des belles liasses de billets bleus...

Le Docteur X... a l'aspect exotique, le faciès quelconque, l'habit soigné et l'élocution difficile.

Il paraît inquiet de ma visite :

— Mon cher confrère, je ne puis dévoiler ma méthode, c'est un secret.

— Allons donc. Vous soignez par l'électricité ?

— Oui, je peux vous dire ça.

— Vous employez la haute fréquence et les rayons ultra-violets.

— Vous avez deviné.

— Alors, il n'y a rien de secret là-dedans. Beaucoup d'auristes, de dermatologistes, de dentistes, emploient cette méthode de traitement.

— Oui, mais moi j'opère différemment, je fais venir des pièces détachées de l'étranger et je monte moi-même mes appareils électriques. *J'ai un courant à moi, uniquement à moi.* Ce courant et la façon dont je l'applique expliquent mes cures merveilleuses.

— Tous les auristes font cela, cher Monsieur.

— Non. Ils ne le font pas ou le font mal. Ils ne savent pas. Moi je sais et c'est pour ça que mes confrères m'en veulent tant...

J'examine les appareils du Dr X... semblables à tous les appareils de haute fréquence, un peu plus fort, peut-être, que mon propre appareil avec lequel, lorsque j'exerçais, j'ai soigné des pyorrhées, des arthrites et des abcès. (J'ai toujours mon appareil et je devrais m'en servir pour tâcher d'améliorer ma surdité, mais je n'y pense pas, je n'ai pas le temps, ça m'ennuie, le traitement est long et je doute, à tort peut-être, des résultats...)

Je remercie le Dr X... de ses... savantes et originales explications.

— Alors, vous m'enverrez des malades, mon cher confrère. Je ne peux moi-même vous soigner puisque vous n'habitez pas Paris.

— Je penserai à vous. Mais à propos, quel est le prix de votre traitement ?

— Le prix ? Cent francs la séance de quinze à vingt minutes et il faut douze séances pour obtenir un résultat.

— C'est cher !

— Je laisse à 900 francs, payables d'avance, l'abonnement aux douze séances, ceci dans l'intérêt du malade.

— Comment ça, dans l'intérêt du malade !

— C'est simple, s'ils payent à la séance souvent je ne les revois plus, tandis que s'ils ont payé d'avance, ils reviennent toujours.

— Je comprends, je comprends...

Voilà donc fidèlement rapportée, ma conversation avec le Docteur X....

Et maintenant, deux mots pour finir. Les réclamistes qui publient les noms et adresse de leurs malades agissent parfois loyalement : toutes les méthodes, tous les traitements sont susceptibles, *dans certains cas* donnés de guérir ou d'améliorer. Mais beaucoup de réclamistes sont de vulgaires charlatans, parfois même de véritables escrocs et les noms publiés n'existent pas ou sont les noms d'emprunt ou les noms de correspondants de l'entreprise médico-commerciale qui répond alors elle-même alors aux demandes de renseiments des naïfs lecteurs.

Je n'en veux pour preuve que l'enquête que j'ai faite, il y a trois ans au sujet du fameux Baume du pharmacien Y., à Paris. Sur douze noms et adresses publiés dans les réclames de ce potard, quatre n'existaient pas, deux étaient constitués par des concierges qui, moyennant salaire, retournaient les lettres à la Pharmacie pour qu'elle réponde sous le nom indiqué frauduleusement et les six autres, — de vrais malades, ceux-là — étaient furieux du procédé, car ils avaient payé cher le Baume guérisseur... et ils n'étaient pas guéris du tout.

Au lecteur de conclure !

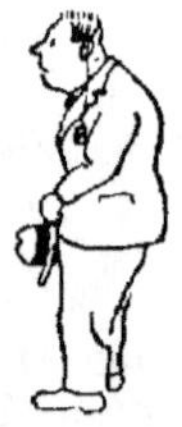

IV. Comment il faut concevoir
l'Institut Scientifique de l'Ouie ?

Confidences dialoguées

— Comment concevez-vous cet *Institut Scientifique de l'Ouïe* que vous voudriez tant réaliser ?

— Nous le voyons comme une réplique de l'*Institut du Cancer*, de l'*Institut Prophylactique contre la Syphilis*, une sorte d'*Institut Pasteur* où l'on étudiera, nous le répétons encore, *tout ce qui concerne la lutte contre la surdité.*

— Où s'édifiera cet Institut ?

—N'importe où, à Paris, Lyon, Marseille, Nice, dans la ville où le philanthrope tant attendu nous donnera avec l'immeuble indispensable, les moyens de mener à bien nos projets.

— Comment voudriez-vous cet immeuble ?

— Devant les difficultés de réalisation, nous avons réduit les audacieuses suggestions de notre rêve. Pourtant nous entrevoyons encore notre Institut sous la forme d'un joli bâtiment, clair, aéré, bien conditionné, avec des salles de laboratoire, un atelier d'électricité et de mécanique, un musée de prothèse auriculaire et les indispensables bureaux.

— Que ferez-vous à votre Institut ?

— Avec l'aide d'un Comité de biologistes, d'auristes, d'ingénieurs électriciens, de prophésistes auriculaires, *nous expérimenterons et améliorerons toutes les méthodes, tous les appareils destinés à guérir ou à diminuer la surdité.* Nous nous mettrons en relation avec les principaux oto-rhino-laryngologistes du monde entier, nous leur demanderons communication de leurs divers traitements, de leurs essais, de leurs statistiques. Nous collaborerons avec les fabricants de téléphones, de microphones, de piles, d'accumulateurs, d'outillage électrique. Enfin, nous ferons construire, pour nos propres expérimentations, les appareils tirés des nouvelles applications de la T. S. F., de la télévi-

sion et de la mécanique acoustique d'où sortira peut-
être la véritable oreille artificielle du sourd, sensible,
puissante, efficace, durable.

— Aurez-vous des réunions ?

— A dates fixes nous réunirons à l'Institut les principaux savants qui, à des titres divers, s'occuperont
de près ou de loin de notre œuvre. Leurs communica-
tions et présentations seront examinées, discutées et
publiées. Des expériences seront effectuées et avec le
temps, les progrès de la science, le dévouement et le
zèle de nos collaborateurs, nul doute que le fléau de
la surdité ne soit vaincu dans la plus grande mesure
possible.

— Tout ça, c'est de l'imagination !

— De l'imagination ? Mais voyez donc déjà l'immense bénéfice que retirent de nombreux sourds de
l'emploi des microphones, absolument inconnus il y a
quelques dizaines d'années.

De l'imagination ? Mais que direz-vous de la télé-
phonie sans fil et de l'aviation ? Tout cela vous paraît naturel comme à nos pères la locomotive et la lumière électrique.

— Dans le domaine médical, la science restera toujours très limitée.

— Non, l'avenir répondra du passé ! Et, de même
que l'on a terrassé la variole, jugulé la typhoïde et la
diphtérie — et nous en passons — on guérira un jour
le cancer comme la surdité.

— Pourquoi un *Institut Scientifique de l'Ouïe* ? Les
médecins auristes avec leurs cabinets, leurs cliniques,
leurs journaux, leurs sociétés et leurs congrès, suffi-
sent à réaliser notre idéal.

— Non. Tout d'abord ils n'ont pas la possibilité ma-
térielle (pour les neuf dixièmes d'entre eux) de se li-
vrer aux recherches qui seront l'apanage de notre Institut. Ensuite leur tâche est avant tout strictement médicale et chirurgicale et ils ne s'occupent guère de
guérir ni même d'*améliorer* la surdité *vraie*, la surdité par otite adhésive, scléreuse, ou labyrinthique,
puisqu'elle est actuellement inguérissable... Comptez
d'ailleurs le nombre infime d'auristes qui s'occupent
de rééducation auditive et ceux, plus rares encore, qui
font de la lecture labiale ou de la prothèse acousti-

que ; ils laissent ce soin aux non-médecins : professeurs de labiologie et fabricants de cornets et de microphones.

— C'est exact. L'*Institut Scientifique de l'Ouïe* ne concurencera pas les médecins spécialistes de l'oreille.

— Pas plus que la clinique Rousselot, de Paris, la clinique Tillot, de Rouen, ne leur portent préjudice.

L'Institut agira, travaillera en parfait accord avec les auristes. De même l'Institut Pasteur accomplit sa tâche immense en liaison intime avec les médecins de tous les pays.

— Vous serez un agent de liaison ?

— Oui, un agent de liaison. Mais plus que cela, l'Institut sera l'animateur et le coordonnateur de toutes les volontés, de toutes les intelligences qui se manifesteront en faveur des sourds pour essayer d'abolir, ou tout au moins de rendre de plus en plus supportabel leur infirmité.

— Espérez-vous vraiment trouver la guérison de la surdité ?

— Nos laboratoires feront peut-être des merveilles comme en ont fait les laboratoires des Pasteur, des Roux, des Branly, des Calmette, des Nicolle, des Vincent, des Lumière et des Ramon.

Pourquoi ne trouverions-nous pas, pour les sourds incomplets, le microphone idéal, cinq fois, dix fois, vingt fois plus puissant que les meilleurs des microphones actuels ? Et la pile durable, la pile qu'on peut recharger ?

Pourquoi ne découvririons-nous pas, pour les sourds absolus, le dispositif qui traduirait sur le papier, en abrégé, mais compréhensibles pour tous, les sons de la voix humaine ?

Pourquoi n'arriverions-nous pas à mettre au point une machine à écrire spéciale qui projetterait, au fur et à mesure de leur impression, ses textes sur un écran ?

Tout cela ne semble pas impossible à réaliser.

— Alors, allez-y, faites-le votre *Institut !*

— Avec quel argent ? Ce ne sont pas les dix francs de cotisation annuelle des membres de l'*Association des Mutilés de l'Oreille*, qui édifieront l'Institut...

— Mais, ne recevez-vous pas des dons ?

— Chaque année nous recevons un ou deux dons de cinq cents francs et plusieurs de deux cents ou de cent francs. Ils s'ajoutent au produit normal des cotisations pour solder nos dépenses d'administration et surtout les frais d'impression de notre *Revue des Mutilés de l'Oreille* que nous envoyons gratuitement...

— Faites-la payer, cette Revue.

— Non, nous sommes une œuvre et non une entreprise commerciale. Et puis notre Revue est la plus importante manifestation de notre activité, elle doit être donnée et non vendue.

— Adressez-vous aux riches de la terre ?

— Ils ont leurs œuvres et ne connaissent pas ou n'apprécient pas la nôtre.

— Et le gouvernement, l'Etat ?

— L'Etat n'a pas d'argent pour nous...

— Alors, rien à faire.

— Mais si. Nous avons conscience de faire du bien ; nous avons fait beaucoup déjà pour les sourds de guerre, nous espérons maintenant faire mieux encore pour *tous* les sourds.

Et nous avons la foi, cette foi invincible qui soulève les montagnes.

Un jour viendra où la chimère d'aujourd'hui sera la réalité de demain...

Un jour viendra où les sourds entendront....

Un jour viendra où nous posséderons notre Foyer et notre Institut....

Un jour viendra....

Robert MORCHE

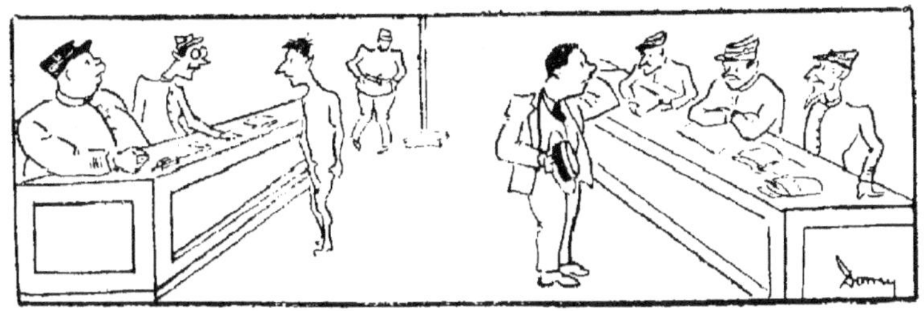

IV. Les Mutilés de Guerre de l'Oreille

Historique

*On appelle mutilé de guerre de l'oreille tout mobi-
lisé atteint de blessures ou de maladies de l'oreille
contractées ou aggravées durant sa présence sous les
drapeaux* (soit en France, durant la grande guerre, soit
sur les champs d'opérations extérieures) *du fait même
de la guerre ou du service auquel il était astreint.*

Il y a en France environ 17.000 *mutilés de guerre de
l'oreille* pensionnés en vertu de la loi du 31 Mars
1919, pour blessures, maladies ou infirmités de l'appareil auditif *contractées ou aggravées en service.*

On compte plus de quatre-vingt mille autres sourds,
demi-sourds, ou durs d'oreille, *généralement peu
atteints*, réformés n° 2, auxiliaires ou même réservis-
tes du service armé *non pensionnés*, leur affection auriculaire n'ayant pas été contractée ou aggravée par le
fait même du service ou reconnue telle par les commissions de réforme.

Toutes les guerres, en tous les temps, ont laissé un
reliquat de blessures et de maladies de l'oreille et de
multiples surdités, mais en nombre infiniment moindre
que la guerre de 1914-1918.

Les principales causes des otites et surdités *de guerre*
sont :

Les blessures dans les régions auriculaires : par
éclats d'obus, bombes, schrapnells, grenades, balles,
ou par l'arme blanche : baïonnette, sabre, épée (très
rare),

les intoxications par les gaz,

les brûlures profondes par les lance-flammes

les traumatismes et commotions résultant des déto-nations violentes (canonnade, explosion de mines) pro-duisant parfois des surdités ou des surdi-mutités com-plètes et instantanées,

les traumatismes résultant d'accidents en service : éboulement de tranchées ou d'abris, chute sur des corps durs, etc....

les maladies infectieuses contractées durant le ser-vice : grippe, méningite cérébro-spinale, typhoïde, etc.,

les angines, les coryzas (conséquences des intempé-ries et de la vie des tranchées).

les infections auriculaires venant de l'extérieur : eaux et boues septiques des tranchées pénétrant dans la caisse à travers le tympan déchiré.

Les principaux effets de ces otites sont, on le sait :

1° *La suppuration* (otorrhée). Non soignée, elle occa-sionne parfois la mort par complications intra-cra-niennes (abcès du cerveau, méningite, etc...),

2° *Les bourdonnements d'oreille.* Intenses et fré-quents, ils exaspèrent le malade et aboutissent à la neurasthénie.

3° *Les vertiges.* A un certain degré, ils forcent le sourd à se faire constamment accompagner et lui in-terdisent la plupart des professions.

4° Enfin la *surdité*, la plus terrible des infirmités après la cécité et la paralysie.

. Le nouveau barême

de Sourds de Guerre pensionnés

Ce sont surtout — et c'est logique ! — les fortes sur-dites et les surdités totales qui ont été augmentées.

Voici trois exemples de la manière dont il faut lire le tableau d'évaluation du nouveau barême d'invali-dité des surdités de guerre :

1er *Exemple*. — Le mutilé n'entend absolument rien ni à gauche, ni à droite : 90 0/0 d'après le tableau, (au lieu de 65 0/0 d'après l'ancien barême).

2e *Exemple*. — Le mutilé n'entend rien à droite, mais entend à gauche la voix haute du voisinage du pavillon : 80 0/0 s'il porte un microphone ou cornet susceptible d'améliorer son audition, 85 0/0 dans le cas contraire, toujours d'après le tableau.

3e *Exemple*. — Le mutilé entend à droite la voix haute à un mètre et la voix chuchotée à dix centimètres, à gauche il entend aussi la voix haute et la voix chuchotée à la même distance qu'à droite. Le tableau indique : 30 0/0.

Aux taux de la surdité s'ajoutent évidemment, selon le barême des infirmités multiples, les taux spéciaux pour vertiges, bourdonnements et otorrhées (suppurations) selon le tableau des infirmités multiples appliqué par les conseils de réforme.

Le taux d'invalidité des vertiges sera estimé suivant la fréquence et l'intensité des accès de 10 à 50 0/0 ; celui des bourdonnements anciens, graves, intenses, de 5 à 20 0/0 et celui des otorrhées chroniques (suppurations) de 5 à 25 0/0 selon l'abondance, la fétidité et l'ancienneté des suppurations et la gravité des lésions et suivant que l'otorrhée est muqueuse ou ostéitique.

Les indemnisations ne sont justifiées que si l'otite a été *incontestablement causée ou aggravée au cours ou à l'occasion du service.*

Ancien Guide-Barème (de 1919)

VOIX CHUCHOTÉE

Les chiffres en centimètres indiquent les distances auxquelles elle est perçue.

Décuplez les distances en cas d'emploi de la voix haute.

Ce tableau se lit comme une table de Pythagore.

ÉVALUATION DE L'ACUITÉ AUDITIVE DE L'OREILLE LA MOINS SOURDE / ÉVALUATION DE L'ACUITÉ AUDITIVE DE L'OREILLE LA PLUS SOURDE

		48 cm. et au-dessus	24 cm.	12 cm.	6 cm.	3 cm. et au-dessous
		Invalidité de 0 %	Invalidité de 5 %	Invalidité de 10 %	Invalidité de 15 %	Invalidité de 20 %
48 cm. et au-dessous	Invalidité de 0 %	0 %	5 %	10 %	15 %	20 %
24 cm.		Invalidité de 10 %	15 %	20 %	25 %	30 %
12 cm.			Invalidité de 20 %	30 %	35 %	40 %
6 cm.				Invalidité de 30 %	45 %	50 %
3 cm. et au-dessous					Invalidité de 45 %	60 %

Il est à noter que les surdités bilatérales presque complètes et les surdités absolues étaient appréciées généralement au taux de 60 et 65 % en application de l'échelle de gravité de 1887. (Loi de 1831).

Nouveau Guide-Barême (de 1928)

Les chiffres indiquent :

a) V. H. — *Les distances auxquelles est perçue la voix haute.*

b) V. C. — *Les distances auxquelles est perçue la voix chuchotée.*

Les deux taux d'invalidité indiqués au 3e degré correspondent :

Le premier, à la surdité améliorée par les appareils accoustiques.

Le second, à la surdité non améliorée par ces appareils.

Le tableau se lit comme une table de Pythagore.

EVALUATION DE L'ACUITÉ AUDITIVE DE L'OREILLE LA PLUS SOURDE

EVALUATION DE L'ACUITÉ AUDITIVE DE L'OREILLE LA MOINS SOURDE			1er degré V. H. — 4-5 m. V. C. — 50 cm.	2e degré Variété faible V. H. — 1 m. V. C. — 10 cm.	2e degré Variété forte V. H. — 0 m. 30 V. C. — 5 cm. et au dessous	3e degré V. H. — Au voisinage du pavillon	4e degré Surdité absolue
1er degré		V. H. — 4-5 m. V. C. — 50 cm.	0 %	10 %	15 %	20 % à 25 %	30 %
2e degré	faible	V. H. — 1 m. V. C. — 10 cm.	10 %	30 %	85 %	40 % à 45 %	50 %
2e degré	fort	V. H. — 0 m. 30 V. C. — 5 cm. et au dessous	15 %	35 %	45 %	50 % à 55 %	60 %
3e degré		V. H. — Au voisinage du pavillon	20 % à 25 %	40 % à 45 %	50 % à 55 %	65 % à 70 %	80 % à 85 %
4e degré		Surdité absolue	30 %	50 %	60 %	80 % à 85 %	90 %

Taux des pensions en 1931

Pensions de simple soldat

TAUX d'Invalidité	TOTAL de la Pension	En plus: Majorations pour enfants
100 o/o avec deux articles 10 et 12 dont deux infirmités de l'article 10 : 35.000		
100 o/o avec articles 10 et 12		
100 % + 10 degrés	27.700	1.028
100 % + 9 degrés	26.900	1.028
100 % + 8 degrés	26.100	1.028
100 % + 7 degrés	25.300	1.028
100 % + 6 degrés	24.500	1.028
100 % + 5 degrés	23.700	1.028
100 % + 4 degrés	22.900	1.028
100 % + 3 degrés	22.100	1.028
100 % + 2 degrés	21.300	1.028
100 % + 1 degré	20.500	1.028
100 o/o avec article 10 seulement		
100 % + art. 10	19.700	1.028
100 o/o avec article 12 seulement		
100 % + 10 degrés	14.060	1.028
100 % + 9 degrés	13.820	1.028
100 % + 8 degrés	13.580	1.028
100 % + 7 degrés	13.340	1.028
100 % + 6 degrés	13.100	1.028
100 % + 5 degrés	12.850	1.028
100 % + 4 degrés	12.620	1.028
100 % + 3 degrés	12.380	1.028
100 % + 2 degrés	12.140	1.028
100 % + 1 degré	11.900	1.028

Le montant maximum de la pension *des plus grands invalides* atteint 35.200 fr. plus les majorations pour enfants.

Le maximum des *sourds complets* est désormais 6.024 fr. environ, *plus les majorations pour otorrhées, bourdonnements et vertiges et les majorations pour enfants.*

Taux des Pensions en 1931 (suite)

Pensions de simple soldat

TAUX d'Invalidité	TOTAL de la Pension	En plus : Majoration pour enfants
1oo o/o et pourcentages inférieurs		
100 %	7.160	1.028
95 %	6.592	950
90 %	6.024	900
85 %	5.596	850
80 %	4.608	576
75 %	4.320	540
70 %	4.032	504
65 %	3.744	468
60 %	3.456	432
55 %	3.168	396
50 %	2.880	360
45 %	2.592	324
40 %	2.304	288
35 %	2.016	252
30 %	1.728	216
25 %	1.440	180
20 %	1.152	144
15 %	864	108
10 %	576	72

Ces taux sont ceux pour la pension de simple soldat.

Les taux pour les anciens gradés sont sensiblement plus élevés dans les échelons supérieurs de la hiérarchie.

Les taux pour les otorrhées, bourdonnements et vertiges, prévus au barême d'O. R. L. de 1928, s'ajoutent au taux de la surdité *selon le tableau des infirmités multiples* établi en 1919. Les Comités départementaux de mutilés renseigneront les intéressés.

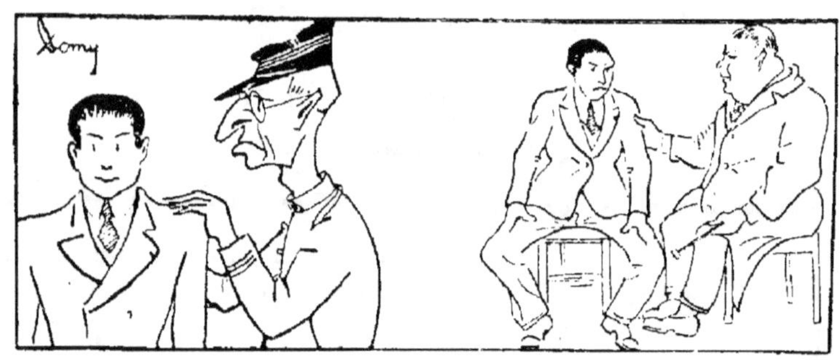

Les infirmités multiples

Fréquemment les sourds de guerre nous ont écrit, certains furieux après le gouvernement, les conseils de réforme et nous mêmes, (qui n'y pouvons rien...) : « *Comment se fait-il qu'ayant obtenu* 80 0/0 *pour ma surdité,* 10 0/0 *pour mon otorrhée,* 10 0/0 *pour mes vertiges, je n'aie, en définitive, que* 85 0/0 *au lieu de* 100 0/0 ?

Hélas ! les lois de l'arithmétique ne jouent pas dans les grandes infirmités multiples. Afin d'éviter de trop grosses charges à l'Etat, la loi *force* les conseils de réforme à appliquer *le barème des infirmités multiples*, extrêmement désavantageux pour les grands mutilés...

C'est ainsi, par exemple, qu'un mutilé amputé de la cuisse gauche (80 0/0) et énuclé de l'œil droit (65 0/0) *n'aura que* 95 0/0 ! Toutefois, si ce mutilé obtient une indemnité de défiguration de 40 0/0, il possèdera 100 0/0 au lieu de 165 0/0 selon les règles de l'arithmétique !...)

Il faut améliorer le barème des infirmités multiples, *trop injustes*, actuellement, pour les grands mutilés, alors qu'il est très acceptable pour les petites infirmités.

Les deux tableaux suivants, tirés du *Journal des Mutilés*, feront comprendre l'injustice de ce barème des « infirmités multiples ».

1er EXEMPLE — INFIRMITÉS LÉGÈRES

Valeur absolue sans application de l'art. 11		Valeur relative proportionnelle à la validité restante bonifiée par l'article 11	
1re infirmité : ankylose du coude	30 %	...30 %	= 30 %
2e — surdité unilatérale	20 %	...20 % (5)	= 18 %
3e — ectropion cicatriciel	10 %	...10 % (5 5)	= 11 %
4e — epiphora unilatéral	10 %	...10 % (5 5 5)	= 11 %
5e — hématocèle traumatique	10 %	...10 % (5 5 5 5)	= 9 %
Pourcentage totat (absolu)	80 %	relatif	79 %
		soit : 80 %	

Ainsi la réparation calculée sur la validité restante est proportionnelle au préjudice causé et l'art. 11 reste inopérant, puisque les bonifications rétablissent et dépassent même la valeur absolue de chaque infirmité.

Mais losque la gravité des infirmités supplémentaires atteint ou dépasse 50 o/o, l'application de l'art. 11 constitue une injustice, l'exemple qui suit le démontre irréfutablement.

2me EXEMPLE — INFIRMITÉS GRAVES

Valeur absolue sans application art. 11		Valeur relative proport à la valid. restante art. 11 § 3	
1re infirmité : Epilepsie traumatique.	30 %	...80 %	= 80 %
2e — Suppression opératoire testicules.............	80 %	...70 % (5)	= 15 %
3e — Destruction œil droit prothèse impossible.	65 %	... 65 % (5 5)	= 4 %
4e — Surdité unilatérale, vertiges................	30 %	...30 % (5 5 5)	= 1 %
5e — Défiguration.............	20 %	... 20 % (5 5 5 5)	= 0 %
Pourcentage total (absolu)	225 %	Relatif.....	100 %

Ainsi donc le 1er mutilé, pour diverses infirmités, somme toute peu importantes, a un taux d'invalidité de 80 0/0, alors que le 2e mutilé, atteint d'infirmités très graves et de deux grandes mutilations (testicules et œil droit) n'a que 100 0/0 au lieu de 225 0/0 d'après les règles de l'arithmétique.

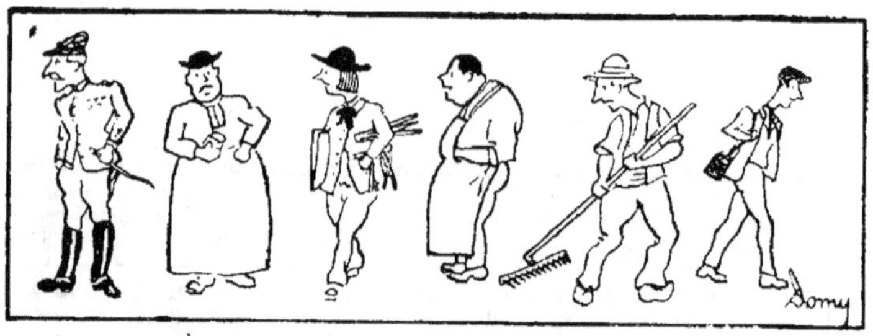

LES PROFESSIONS DES SOURDS. — On trouve à l'A. M. O. toutes les classes sociales : officiers de carrière, ecclésiastiques, intellectuels (artistes et hommes de lettres, médecins et avocats), commerçants, cultivateurs et ouvriers.

Les demandes de pensions

Les demandes de pensions doivent être adressées désormais au Médecin-chef du Centre de Réforme de la Région à laquelle on appartient, (c'est-à-dire de la région où l'on possède son domicile habituel).

Elles doivent être adressées sous pli recommandé et contenir :

Les nom, prénoms, domicile, date et lieu de naissance du mutilé ; son numéro matricule et celui de sa classe ; l'indication du bureau de recrutement ; l'indication des régiments ou corps spéciaux auxquels il a appartenu ; la nature et le nombre des blessures ou maladies contractées ou aggravées ; le nom des formations sanitaires dans lesquelles il a été soigné ainsi que les dates des hospitalisations ; un certificat légalisé d'un médecin civil constatant les blessures, maladies ou infirmités.

Pour tous autres renseignements, consulter le *Guide du Mutilé de l'Oreille*, pages 111 à 182.

Les demandes
de visites pour aggravations

Un certain nombre de mutilés de l'oreille pensionnés n'ont pu obtenir le bénéfice du nouveau barème d'invalidité, malgré leurs démarches et une incompréhensible attente de douze à vingt-quatre mois. Pour eux le décret ministériel de Septembre 1928 n'a pas été appliqué.

Nous conseillons à ceux qui sont lésés, le modus faciendi suivant :

1° Demander à leur médecin (il n'est pas nécessaire que ce soit un auriste) un certificat constatant l'aggravation de leur surdité, leur otorrhée ou leurs vertiges, si, réellement il y a aggravation et complications d'otite. (Ce certificat délivré gratuitement sur présentation du carnet de soins doit être légalisé à la mairie).

2° Demander, par lettre recommandée, au Medecin-chef du Centre de Réforme dont on dépend à repasser une nouvelle visite, pour aggravation et joindre avec la demande le certificat médical. (Ne pas oublier de mentionner lisiblement les noms, prénoms, adresse, grade, taux actuel d'invalidité, numéro du titre de pension ou du certificat d'allocation provisoire, etc..

Dans un délai maximum de deux mois, l'intéressé devra être convoqué en présence des médecins experts devant lesquels il exposera ses revendications puis il comparaîtra de nouveau devant le Conseil de Réforme. Ce Conseil maintiendra ou augmentera le taux d'invalidité mais ne le diminuera jamais si le mutilé est pensionné définitif.

Il est à noter que la circulaire ministérielle permettant l'augmentation du taux d'invalidité des sourds de guerre sur simple démarche épistolaire à l'Intendance n'a été généralement appliquée (et encore pas toujours) qu'aux sourds bilatéraux complets à 65 0/0. Ceux-ci sont passés ipso facto, sauf erreur de l'administration compétente, à 90 0/0. Mais les sourds incomplets, les otorrhéiques, les vertigineux ont dû, *dans la plupart des régions*, repasser devant les experts et les *commissions de Réforme*.

Les mutilés de l'oreille pensionnés qui, dans l'avenir constatent une aggravation de leur état, ont *toujours la possibilité*, de faire augmenter leur taux d'invalidité après avoir passé une nouvelle visite devant les médecins experts et devant le Conseil de Réforme.

Cette possibilité découle de l'article 68 de la loi du 9 Janvier 1926, ainsi conçu :

Art. 68. — Les pensions d'infirmités définitives peuvent être revisées si le taux de l'invalidité s'est accru de 10 % au moins depuis l'époque de la concession à la condition :

Que le supplément d'invalidité soit exclusivement imputable à la blessure ou à la maladie constitutive de l'infirmité pour laquelle la pension a été accordée.

En conséquence, tous les titulaires d'une pension d'invalidité (définitive ou temporaire) peuvent à tous moments, lorsqu'une complication ou une aggravation se produit, faire une demande de révision.

Cette demande doit être adressée par lettre recommandée au Médecin-Chef du Centre de Réforme et accompagnée d'un certificat médical signalant la complication ou l'aggravation.

Faute de joindre ce certificat, la demande ne serait pas retenue.

Normalement, il doit être statué dans un délai de deux mois. Mais dans la période actuelle et du fait du nombre considérable de demandes de première instance, les Centres de Réforme sont embouteillés et le délai de deux mois peut se trouver dépassé.

Les demandes pour aggravation doivent être ainsi libellées.

Monsieur le Médecin-Chef du Centre de Réforme

de ....

Je soussigné (nom) ....

(prénoms) ....

(Grade) ....

(Dernier régiment) ....

(Classe) .... (Recrutement) ....

Domicilié à ....

Réformé à ....

(Date et lieu de la dernière Commission de Réforme) ....

au taux de ....

Vous prie de bien vouloir me convoquer pour une nouvelle expertise afin de reviser ma pension, *mon état s'étant aggravé.*

Ci-joint à cet effet un certificat médical le constatant.

A ...., le ....

(*Signature*)

La signature du médecin ayant délivré le certificat médical doit être légalisée. La demande doit être écrite très lisiblement.

Le mutilé n'a rien à risquer puisqu'en aucun cas on ne peut diminuer sa pension si elle est définitive. En outre, aux termes de la loi de 1919, les victimes de la guerre ont toujours le droit (en vertu de l'article 65) de choisir entre les quatre barêmes : 1887, 1915, 1919, 1928 celui qui est le plus avantageux dans leur cas.

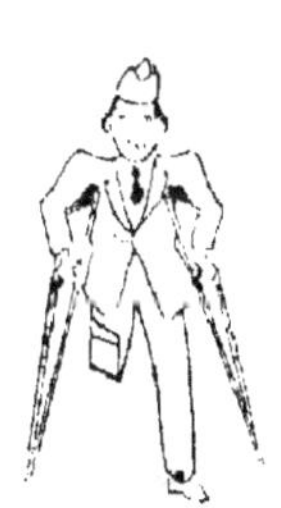

Le nombre des Pensionnés de Guerre

Il s'élève d'après l'*Officiel* à 1.060.000 (statistique de 1929). Il y a en outre les veuves et les ascendants.

INVALIDES

Inval. à 100 %	(art. 10 et 12)	....	2.000
— —	(art. 10)	....	7.000
— —	(art. 12)	....	4.000
— —		....	26.000
— 95		....	3.000
— 90		....	6.000
— 85		....	10.000
— 80		....	45.000
— 75		....	6.500
— 70		....	14.000
— 65		....	54.000
— 60		....	46.000
— 55		....	5.500
— 50		....	44.000
— 45		....	14.000
— 40		....	71.500
— 35		....	18.000
— 30		....	115.000
— 25		....	43.500
— 20		....	176.000
— 15		....	105.000
— 10		....	244.000
	Total	....	1.060.000

VEUVES

Taux exceptionnel et normal	346.500
Taux de réversion	21.000
Veuves remariées	262.500
Dont 17.500 avec enfants et 105.000 sans enfant..	
Total	630.000

ASCENDANTS

Pères seuls, mères mariées	203.000
Mères veuves	241.000
Pères et mères conjoints	426.000
Grands-pères seuls, grand-mères mariées	1.000
Grand'mères veuves	3.000
Grand-pères et grand'mères conjoints	1.000
Total	875.000

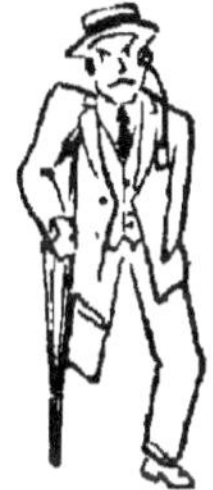
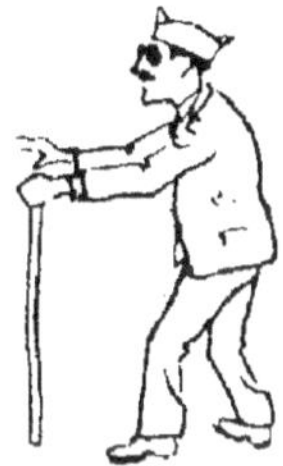
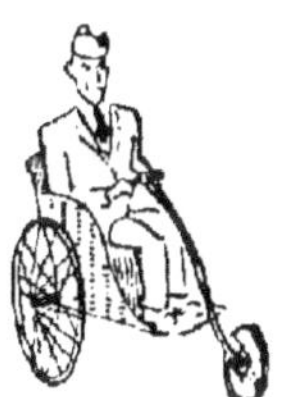

Sourds qui désespérez, aimeriez-vous mieux être amputés de deux membres ou aveugles, ou paralytiques? Ne savez-vous pas qu'il existe même des malheureux à la fois sourds, muets et aveugles ?

Renseignements utiles pour les mutilés

Majoration pour enfants nouveaux-nés. — 1° L'intéressé est en possession d'un titre définitif : Adresser la demande au ministère des finances, direction de la dette inscrite, service des pensions de guerre, 82, rue du Faubourg Poissonnière (Paris), en joignant le bulletin de naissance de l'enfant, le certificat de vie de l'enfant, l'extrait de mariage, le tout sur papier libre.

2° L'intéressé est en possession d'un titre d'allocation provisoire d'attente : adresser la demande au Sous-Intendant Militaire du service des pensions de la région que l'on habite.

Réclamations concernant le rappel des arrérages (feuilles de décompte). — S'adresser au Sous-Intendant militaire du service des pensions de la région.

Pensions de veuves et d'ascendants. — Adresser la demande à la mairie du domicile des intéressés ; le dossier, établi par le maire, sera transmis par ses soins à la sous-intendance militaire.

Cartes de réduction sur les chemins de fer. — S'adresser à la mairie ; les demandes sont prises en considération pour les mutilés ayant au moins 25 % d'invalidité. Le dossier sera transmis par la mairie au comité départemental des mutilés.

Recours contre notification de rejet de pension ou de pension jugée insuffisante : Adresser une requête sur papier libre et sous pli recommandé au greffier du tribunal départemental de pensions, dans les six mois de la réception de la notification. Joindre la copie certifiée conforme, par la mairie, de la notification attaquée (uniquement le recto de la grande feuille jaune), et une demande d'assistance judiciaire.

Appareillage. — Adresser la demande au médecin-chef du Centre d'Appareillage de la région, en expliquant clairement le motif de la demande.

Emplois réservés. — Les demandes d'emplois réservés sont adressées au général commandant la subdivision. Les renseignements sur les emplois réservés sont fournis à la gendarmerie ou à la mairie du domicile, qui possède les documents relatifs à la nomenclature de ces emplois, à la comptabilité avec les blessures, et le nombre des vacances annuelles.

Pupilles de la nation. — Demande de reconnaissance du titre de pupilles : s'adresser au procureur de la République du tribunal civil.

Demande de secours, subvention d'entretien, bourses d'études, etc... : s'adresser à l'Office départemental des pupilles.

Rééducation professionnelle, prêts et secours : S'adresser au préfet, président du Comité départemental de mutilés. Joindre une copie certifiée conforme du titre de pension ou de la carte du combattant.

Carnets de soins : S'adresser au secrétaire de la commission de contrôle des soins gratuits à la préfecture. Joindre à la demande de carnets de soins une copie du diagnostic inséré dans la notification ministérielle. En général, la mairie du lieu où l'on habite se charge de ces formalités ou tout au moins donne toutes les indications nécessaires.

Changement de domicile : 1° Si l'intéressé ne change pas de département, il devra écrire au comptable qui lui payait les arrérages de pension, en l'informant de sa nouvelle adresse, en lui faisant connaître le comptable qui lui paiera désormais et en le priant de transmettre à ce dernier l'autorisation de paiement qu'il détient ; mentionner dans cette lettre le numéro exact du titre de pension.

2° Si l'intéressé change de département, il devra faire la demande écrite précédemment indiquée au Trésorier-Payeur général du département qu'il quitta, en indiquant sa nouvelle adresse, et l'agent comptable qui devra payer, sans oublier de mentionner le numéro exact de son titre de pension.

Carte du combattant. — Ecrire au Comité départemental des Mutilés en fournissant les justifications requises par la loi.

Habitations à bon marché. — S'adresser au Comité départemental des Mutilés qui donnera tous renseignements.

Petite encyclopédie pratique des Sourds

*Explication abrégée des principaux termes techniques
que les sourds doivent connaître. Renseignements et adresses utiles.*

Acousie. — Audition. L'*hyperacousie* est donc l'exaltation de la faculté d'audition, et l'*hypoacousie* la diminution de la sensibilité de l'audition, c'est-à-dire la surdité.

Anatomie. — Etude du corps.

Attique. — Partie de la caisse du tympan.

Aditus. — Petit canal faisant généralement communiquer la caisse du tympan avec la plus grande des cellules mastoïdiennes (ce qui explique que lorsqu'il y a du pus dans la caisse il peut y en avoir dans la mastoïde.)

Antre mastoïdien. — La plus grande des cellules (cavités) mastoïdiennes.

Aseptie. —Etat d'un organe, d'un pansement, d'un instrument, d'un produit ou d'un objet quelconque qui n'est pas souillé par les microbes. Méthode de prophylaxie des maladies microbiennes qui consiste à empêcher l'introduction des microbes dans l'organisme.

Aseptique. — Qui ne contient pas de microbes.

Antiseptie. — (Synonime : désinfection). Méthode qui tend à détruire par des procédés divers (chaleur, médicamements, électricité) les microbes causes des maladies.

Antiseptique. — (Synonyme : désinfectant). Produit qui a la propriété de détruire les microbes (sublimé, iode, formol, alcool, lysol, acide phénique, eau oxygénée, etc... etc....) L'eau de Seine est dite *septique* (souillée par les microbes ; bouillie, elle est devenue *aseptique* (sans microbes) ; additionnée de formol, par exemple, elle se transforme en un liquide *antiseptique*.

Adénite. — Inflammation des glanglions lymphatiques

Auriste. — Spécialiste qui soigne l'oreille.

Appareillage. — Les sourds de guerre d'une invalidité minimum de 40 à 70 0/0 ont droit, après décision favorable du médecin-chef du Centre d'Appareillage de leur région, à un microphone ou à un cornet acoustique. Adresser la demande au Directeur du Centre d'appareillage.

Alphabet des signes. — L'alphabet des signes, imaginé par l'abbé de l'Epée pour les sourds-muets, n'est plus enseigné par les Ecoles de sourds-muets qui lui préfèrent, avec raison, les méthodes modernes de lecture labiale. Mais les sourds-muets s'en servent *constamment* dans leur famille, leurs réunions, leurs banquets. Les sourds de guerre complets, réfractaires à la labiologie, peuvent avoir intérêt à l'apprendre et à le faire apprendre à leur entourage afin de pouvoir « converser ».

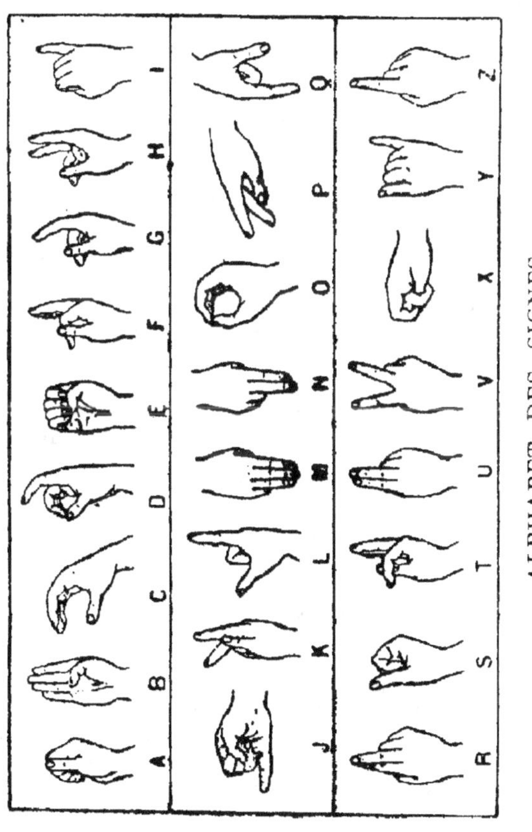

Anatomie de l'oreille. — L'oreille se compose de *l'oreille externe* (pavillon, conque, conduit auditif externe), de *l'oreille moyenne* (membrane du tympan, caisse du tympan et ses osselets : marteau, enclume, étrier) et de *l'oreille interne* (labyrinthes osseux et membraneux) Voir le *Guide du mutilé de l'oreille*, pages 11 à 18.

Amygdalite. — Inflammation des amygdales.

Artério-sclérose. — Lésion des artères caractérisée par un épaississement et un durcissement de leur paroi.

Aérothermie. — Méthode thérapeutique employant l'air chaud comme agent curatif.

Anémie. — Etat caractérisé par l'appauvrissement du sang dû à la diminution de certains de ses éléments constituants, notamment des globules rouges.

Arthritisme — Etat particulier de l'organisme qui prédispose à diverses maladies : diabète, goutte, gravelle urinaire, rhumatismes, etc....

Atrophie — Diminution de volume.

Abcès. — Amas de pus formé sur une partie du corps.

Ankilose des osselets. — Disparution ou diminution des mouvements d'articulation des osselets de la caisse du tympan.

Bourdonnements. — Bruits divers et insupportables (forge, sifflet, cloches) ressentis dans l'oreille.

Bronchite. — Inflammation des bronches.

Conque. — Partie de l'oreille externe qui se prolonge par le conduit auditif.

Conduit auditif externe. — Sorte de canal partant de la conque pour aboutir à la membrane du tympan.

Comités départementaux de mutilés. — Ces Comités se trouvent au siège de chaque préfecture. Ils ont pour but de renseigner *gratuitement* les mutilés sur tout ce qui concerne les pensions d'invalidité, les soins médicaux, l'appareillage, les emplois réservés, les pupilles de la nation, les écoles professionnelles, les nouveaux barêmes d'invalidité etc...

Caisse du tympan — Petite cavité, très étroite, remplie d'air, *d'environ quinze millimètres de hauteur et cinq millimètres de largeur* tapissée d'un muqueuse et contenant les osselets de l'oreille : marteau, enclume, étrier. La caisse est fermée sur sa face antérieure par la membrane du tympan ; c'est dans la caisse qu'aboutit la trompe d'**Eustache.**

Cavum. — (synonyme ; naso-pharynx). Cavité située au-dessus de la gorge et dans laquelle débouchent les fosses nasales et la trompe d'Eustache.

Corti (Organe de). —L'organe de Corti est une des parties fondamentales de l'oreille interne située dans l'épaisseur du rocher, partie de l'os pariétal. Cet organe est constitué par trois mille petits arcs microscopiques.

Cérumen. — Matière jaune secrétée par les glandes du conduit auditif.

Cellule. — Elément anatomique de tous les êtres vivants animaux et végétaux,

Cellules mastoïdiennes. — Petites cavités situées dans l'épaisseur de la mastoïde, renflement osseux qui se trouve derrière le pavillon de l'oreille. Ces cavités se remplissent souvent de pus au cours de certaines otites et causent la maladie dénommée : *mastoïdite.*

Catharre. — Ecoulement muqueux.

Cathétérisme de la trompe. — Introduction d'une sonde dans la trompe d'Eustache pour y passer une bougie ou insuffler l'air ou des médicaments dans la caisse du tympan.

Coryza. — (synonyme : rhume de cerveau). Inflammation de la muqueuse des fosses nasales. Les coryzas favorisent l'éclosion ou la récidive des otites.

Cornets. — Sortes de lames osseuses, en forme de cornets de papier, situées dans les fosses nasales et tapissées d'une muqueuse.

Cornets acoustiques. — Appareils en métal ou en écaille destinés à faire entendre. L'une des extrémités est introduite dans le conduit auditif et l'autre reste libre. Les cornets acoustiques affectent les formes les plus diverses. Bien conditionnés, mais alors volumineux et encombrants ils permettent à certains sourds d'entendre ; petits et peu sensibles ils ne sont d'aucune utilité réelle.

Les cornets sont de plus en plus remplacés par les microphones, moins encombrants, plus élégants et qui donnent presque toujours des résultats incomparablement supérieurs.

Cholestéatome. — Tumeur de l'oreille moyenne assez rare.

Electrothérapie. — Méthode employant l'électricité comme agent curatif (faradisation, haute fréquence, rayons ultra-violets, etc....)

Encéphalite. — Maladie de l'encéphale (du cerveau).

Ecoles de rééducation professionnelle. — Elles ont pour but de faire apprendre un nouveau métier aux mutilés de guerre dont les blessures ou maladies empêchent l'exercice de leur ancienne profession. Ecrire ou s'adresser pour tous renseignements aux Comités départementaux de Mutilés ou à l'Office National des Mutilés (Hôtel des Invalides, Paris)

Fièvre. — Elévation de la température du corps.

Fenêtre ronde, fenêtre ovale. — Parties de la caisse du tympan séparant l'oreille moyenne de l'oreille interne.

Etrier. — Cet osselet de l'oreille repose sur la membrane de la fenêtre ovale.

Glossite. Inflammation de la langue.

Ganglion. — Petite glande.

Glandes. — Organes qui ont pour but d'élaborer de produits spéciaux indispensables à l'organisme.

Histologie. — Etude des tissus du corps humain.

Hypertrophie. — Augmentation de volume.

Ite. — Suffixe qui, ajouté à un nom d'organe signifie; inflammation (Exemple : derme, dermite ; pulpe, pulpite ; méninge, méningite).

Inflammation. — Etat caractérisé par la rougeur, la chaleur, la douleur, la tuméfaction de l'organe atteint.

Infection. — Maladie développée sous l'influence des toxines (poisons) secrétées par certains microbes.

Laryngite. — Inflammation du larynx.

Labyrinthe. — Partie de l'oreille interne.

Labyrinthite. — Inflammation du labyrinthe.

Lecture labiale. — La lecture labiale, appelée encore *labiologie, lecture sur les lèvres*, a pour but d'apprendre au sourd à lire sur les lèvres d'autrui les mots et les phrases qu'il ne peut plus entendre. Cette méthode est longue, pénible, difficile, mais elle donne, chez les sujets plus particulièrement doués, des résultats quasi miraculeux. Les sourds arrivent à converser sur tous sujets avec leur entourage et avec la plus grande facilité apparente. On apprend la lecture labiale chez des spécialistes et dans les livres techniques. (Librairie médicale Maloine, 27 rue de l'Ecole de Médecine, Paris).

Lymphatisme — Etat spécial caractérisé par une prédisposition à la tuberculose osseuse, articulaire ou ganglionnaire.

Lymphangite. — Inflammation des vaisseaux lymphatiques.

Limaçon. — Partie de l'oreille interne.

Labiologie ou lecture labiale. — Méthode qui consiste à apprendre aux sourds à lire sur les lèvres.

Médecine. — Etude de l'art de guérir.

Mastoïde. — Partie de l'os du rocher située derrière le pavillon de l'oreille.

Mastoïdite. — Inflammation de la mastoïde ou plus exactement des cellules mastoïdiennes.

Massage tympanique. — Procédé thérapeutique qui a pour but en massant le tympan de lui rendre sa souplesse et de diminuer l'ankylose des osselets.

Méninges. — Membranes enveloppant le cerveau.

Méningite. — Inflammation des méninges.

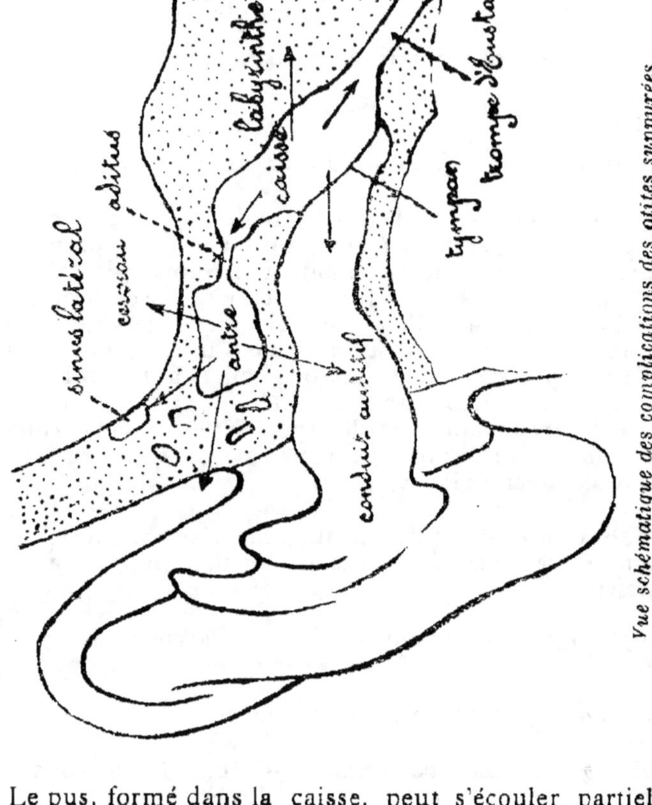

Vue schématique des complications des otites suppurées
(Cette figure est tirée du *Guide du Mutilé de l'Oreille*, de Robert Morche)

Le pus, formé dans la caisse, peut s'écouler partiellement par la trompe d'Eustache, ou perforer le tympan et s'écouler par le conduit auditif externe et le pavillon (cas fréquent et favorable). Mais il peut aussi ronger l'os, pénétrer dans le labyrinthe (assez rare) et causer une méningite. *Le pus, dans les otorrhées, pénètre presque toujours dans l'antre mastoïdien* (la plus grande des cellules mastoïdiennes) par le canal de l'aditus ; de l'antre mastoïdien le pus est susceptible dans les cas d'intense suppuration (surtout si le tympan n'est pas perforé) de s'écouler au dehors soit dans le conduit, soit extérieurement derrière le pavillon, *après avoir creusé un chemin dans l'épaisseur de l'os* et à travers les petites cellules mastoïdiennes en causant aussi une fistule mastoïdienne (cas assez fréquent dans les mastoïdites et *relativement* bénin).

Mais le pus peut aussi se diriger vers le sinus latéral

veineux (phlébite) ou le cerveau (méningite, abcès cérébral, etc...) *cas extrêmement graves mais heureusement
assez rares.*

Il ne faut pas confondre le *sinus latéral veineux* (une
veine) avec le *sinus frontal* ou le *sinus maxillaire*, cavités contenues l'une dans l'épaisseur de l'os frontal et
l'autre à l'intérieur de chacun des deux os maxillaires
supérieurs.)

Les flèches du dessin indiquent les chemins différents
que peut suivre le pus. On voit que la cloison osseuse
qui sépare l'antre mastoïdien du cerveau est très mince.
Dans cette gravure schématique (inédite) la caisse est
agrandie et les osselets, par simplification, n'y figurent
pas.

Microphone auriculaire. — Appareil électrique destiné
à faire mieux entendre les sourds.

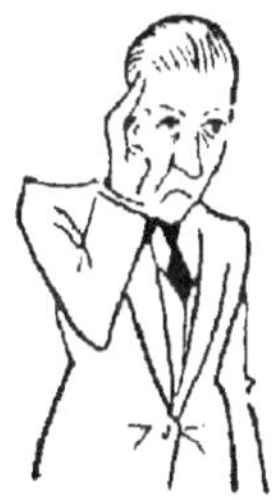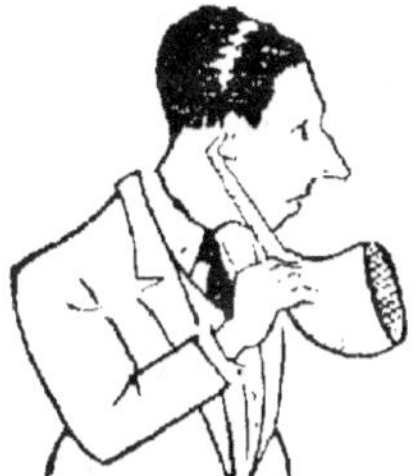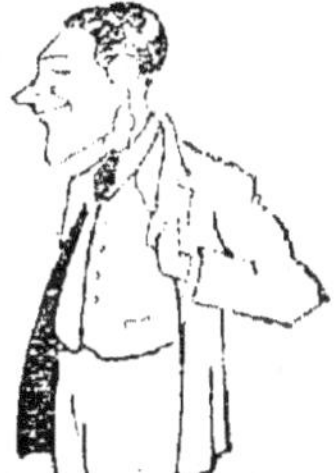

L'artiste dessinateur Domy, (*alias* Bastélica, sourd de
guerre) a su rendre dans les trois dessins ci-dessus l'expression caractéristique du sourd qui n'entend pas, puis
l'air interrogateur et anxieux du porteur de cornet acoustique et enfin la physionomie satisfaite du sourd au microphone (lorsque celui-ci fonctionne bien...)

Le microphone a révolutionné la prothèse auriculaire ;
grâce à lui les sourds, possédant des restes d'audition,
entendent la voix humaine et suivent la conversation à
un, deux ou trois mètres, selon le degré de leur surdité et
la force de leur appareil.

Seuls les durs d'oreille peu évolués et les sourds bilatéraux complets n'ont à espérer aucun succès de l'emploi des microphones.

Les microphones sont en vente chez les prothésistes auriculaires et dans quelques pharmacies. S'adresser à tous points de vue, chez les marchands-fabricants et non chez les pharmaciens. Consulter la liste de ces maisons (quatre ou cinq seulement pour toute la France) dans les pages réservées de ce livre et celles de la *Revue des Mutilés de l'Oreille*. Il faut toujours essayer un microphone avant de l'acheter.

Muqueuse. — Sorte de membrane tapissant les cavités du corps communiquant avec l'extérieur : muqueuses de la bouche, du nez, des bronches, etc...

Maladies de l'oreille. — L'oreille peut être atteinte notamment de catharre, suppuration, polypes, kystes, carie osseuse, tumeurs diverses, ankylose des osselets, sclérose du tympan, bourdonnements, vertiges, aboutissant à une surdité plus ou moins complète.

Certaines suppurations de l'oreille peuvent causer des mastoïdites, méningites, abcès du cerveau et du cervelet et la mort. (Voir *Guide des Mutilés de l'Oreille*, pages 18 à 35).

Névralgie. — Douleur causée par un nerf.

Nevrite. — Inflammation d'un nerf.

Odontologie. — Spécialité qui s'occupe des dents.

Otite. — Inflammation de l'oreille. Il y a de nombreuses sortes d'otites : otites catharrales, otites suppurées, otites adhésives, otites scléreuses etc... (Voir *Guide du Mutilé de l'oreille*, pages 19 à 31).

Ostéite. — Inflammation de l'os.

Otorrhée. — Suppuration de l'oreille.

Otologie. — Spécialité médicale qui s'occupe de l'oreille.

Oto-rhino-laryngologie. — Partie de la médecine qui s'occupe de l'oreille, du nez et du larynx.

Oto-rhino-laryngologiste. — Spécialiste de l'oreille, du nez et de la gorge.

Ozène. — Maladie de la muqueuse des fosses nasales caractérisée principalement par une odeur fétide.

Otalgie. — Douleur de l'oreille.

Polypes de la caisse. — Peites tumeurs sujettes à réci-dives qu'il faut toujours opérer.

Professions des sourds. — Les sourds peuvent exer-cer avec le minimum de gène mais parfois avec le concours d'un entendant, les professions suivantes : agriculteurs, horticulteurs, hommes de lettres, artistes peintres, dessina-teurs et sculpteurs, employés de bureau et dactylographes sans relations avec le public, tailleurs à façon, stoppeurs, prothésistes, imprimeurs, (typographes, correcteurs), cli-cheurs, ouvriers orfèvres et bijoutiers, ouvriers d'usines, cordonniers, manœuvres, manutentionnaires, ingénieurs, chefs d'industrie et commerçants de gros sans relations avec le public, etc...

Pensions d'invalidité — Tout mutilé de l'oreille du fait de la guerre peut obtenir une pension d'invalidité *s'il peut prouver* que sa blessure maladie ou infirmité *a été causée ou aggravée incontestablement par le fait même de la guerre*. S'adresser ou écrire pour demander une pen-sion ou faire réviser une pension insuffisante à la Direc-tion du Service de Santé dont on dépend (se renseigner à la gendarmerie du siège de cette direction) En ce qui con-cerne les formalités à accomplir, la marche à suivre les do-cuments à fournir, s'adresser ou écrire au secrétariat des « Comités départementaux de Mutilés », au siège de cha-que préfecture (généralement dans les locaux même de la Préfecture). Ces comités sont constitués pour aider *gra-tuitement* les mutilés.

Paracousie de Willis. — Phénomène par lequel cer-tains sourds entendent mieux dans le bruit que dans le silence.

Physiologie. — Etude des fonctions des organes du corps.

Pathologie. — Etude des maladies.

Paralysie. — Maladie qui empêche totalement ou par-tiellement de se mouvoir.

Paralysie faciale. — Paralysie de la face, unilatérale ou bilatérale.

Pavillon. — Partie externe de l'oreille.

Professions des membres de l'A. M. O. — D'après une statistique établie sur deux mille noms environ voici quel serait le pourcentage approximatif des professions exercées par les sourds : commerçants et petits artisans 29 o/o, ouvriers 20 o/o, cultivateurs 18 o/o, employés 15 o/o, officiers 8 o/o, membres du clergé 3 o/o, écrivains et artistes 3 o/o, membres du corps médical 2 o/o, rentiers 2 o/o.

Rééducation auditive. — La rééducation auditive a pour but, comme son nom l'indique, de rééduquer l'oreille, c'est-à-dire de l'habituer à entendre de nouveau les sons qu'elle entendait autrefois.

La rééducation auditive se fait par la voix même ou à l'aide d'un tube acoustique (procédé Tillot), par le phonographe, la musique, la T. S. F. ou des appareils spéciaux (sirènes, diapasons, tonomètre de Kœnig, appareils de Zund-Burguet, Moner, Marage, de Parrel, etc....) C'est une méthode très longue assez fastidieuse, coûteuse au cabinet des spécialistes ; elle exige des malades beaucoup de patience et de persévérance et ne donne pas toujours des résultats uniformes.

Rocher. — Partie de l'os temporal dans laquelle se trouve l'oreille moyenne et l'oreille interne.

Rhino-pharynx. — Voir cavum.

Sinus. — Cavité osseuse.

Sinus maxillaire. — Cavité située dans chacun des deux os maxillaire supérieurs.

Sinusite — Inflammation du sinus.

Stomatite — Inflammation de la bouche.

Stomatologie. — Spécialité médicale qui s'occupe de la bouche et des dents.

Sclérose. — Durcissement d'un organe ou d'un tissu.

Septique. — Qui est infecté par les microbes.

Signes de Gellé, Rinne, Weber, etc.... — Signes spéciaux que l'auriste remarque à l'aide de ses diapasons et de ses instruments d'examen de l'oreille et qui correspondent chacun à des états particuliers de l'audition et à des lésions de l'oreille.

Soins médicaux et chirurgicaux. — Tous les mutilés de guerre ont droit aux soins médicaux et chirurgicaux concernant l'affection pour laquelle ils sont pensionnés.

S'adresser pour obtenir le carnet des soins à la Mairie de la commune que l'on habite.

Sourds et demi-sourds célèbres. — Ronsard, Joachin du Bellay, Jean-Jacques Rousseau, Le Sage, Beethowen, Gabriel Fauré, François Fabié. De nos jours : Edison le savant américain, Hughes, ex-président des ministres d'Australie, l'ambassadeur Nisard, le ministre Ignace, le leader socialiste Vanderverlde, le maréchal turc Ismet-pacha, Charles Maurras, directeur de l'*Action Française*, Marie Léneru femme de lettres, Ferdinand Buisson, ancien député, le général Percin, l'industriel André Michelin le colonel baron Pichon, ex propriétaire de l'hôtel historique du duc de Lauzun, le colonel Feyler, ancien généralissisme de l'armée suisse, le maréchal Lyautey, les docteurs Calmette et Nicolle, directeurs de l'Institut Pasteur, Henri Lavedan, de l'Académie Française, l'amiral Fournier, etc... etc....

Surdité. — Abolition totale ou partielle unilatérale ou bilatérale de la faculté d'entendre.

Surdi-mutité. — Privation de l'ouïe et de la parole.

Sclérose tympanique. — Durcissement du tympan qui ne vibre plus et ne transmet plus les sons.

Thérapeutique. — Etude des médicaments ou méthodes destinés à guérir.

Thérapeutique oto-rhino-laryngologique. — On utilise couramment dans cette spécialité, sous forme de lavages, instillations, pulvérisation, gargarismes, piqûres, etc... seuls ou associés à d'autres agents thérapeutiques : l'alcool, l'iode, la résorcine, la thiosinamine, l'iodure de potassium, l'acide borique l'eau oxygénée, le menthol, le goménol, la septicémine, le nitrate d'argent, etc...

On utilise l'air chaud sous pression, l'air médicamenteux (iodé, sulfureux) le massage, l'électricité : rayons ultra-violets, haute fréquence, etc.....

On remédie à la surdité par la rééducation auditive, la lecture labiale, les appareils acoustiques.

Trompe d'Eustache. — Sorte de canal allant du naso-pharynx à la caisse du tympan.

Tympanite. — Inflammation du tympan.

Traumatisme. — Choc, coup sur un organe.

Tympan — Membrane située à l'extrémité du conduit auditif et le séparant de la caisse.

Tube acoustique — Tube destiné à faire entendre les sourds ou à leur rééduquer l'oreille.

Tumeurs. — Nom que l'on donne à des productions pathologiques. Certaines sont bénignes : le papillome (cor au pied) d'autres malignes : le cancer.

Végétations adénoïdes. — Petites tumeurs siégeant dans les fosses nasales ou le naso-pharynx.

Vertiges — Troubles caractérisés par une perte de l'équilibre.

Vertiges de Ménière. — Vertiges causés par une affection de l'oreille moyenne ou, plus souvent, de l'oreille interne.

Vade Mecum. (Du latin *vade* : va et *mecum* : avec moi) Petit livre contenant les éléments d'une science ou d'un art.

Adresses utiles

I — DIVERS

Ministère des Pensions, 37, de Bellechasse, Paris.
Office National des Mutilés, 6 Boulevard des Invalides, Paris.
Office National des Combattants, 6, Boulevard des Invalides, Paris.
Office National Agricole. 5, rue Casimir Périer, Paris.
Comité Départemental des Mutilés de la Seine, 7, rue des Minimes, Paris.

Direction du Service de Santé de la Région de Paris
Hôtel des Invalides, Paris.

*Direction du Centre d'Appareillage de la Région de
Paris*, 139, rue de Bercy, Paris.

Comités départementaux des mutilés (bureau de renseignements et services divers), dans chaque préfecture.

*Œuvre des Aphasiques de la guerre. Ecole le lecture
labiale*, (fondée par Mlle Barria, décédée) M. Bersot,
directeur, 2, rue Nélaton, Paris. (Conditions spéciales
aux membres de l'Association).

Centre de rééducation auditive (Institut Prophylactique, clinique Rousselot, dirigé par le Dr Labarra-
que, 36, rue d'Assas, Paris, le samedi à dix heures ;
(gratuit pour les sourds gênés).

Institut National des Sourds-Muets, 254, rue Saint-
Jacques, Paris.

Centre de rééducation auditive et de lecture labiale,
78, Boulevard Malesherbes, Paris, dirigé par le Dr de
Parrel ; (conditions spéciales aux membres de l'A. M.
O.).

*Centre de Rééducation auditive par la méthode du
Dr Tillot*, 4, rue Bras de Fer, Rouen, dirigé par Sœur
Sophie, (conditions spéciales aux membres de l'Asso-
ciation).

II — Principales Associations de Mutilés de Guerre.

Aide et Protection, 23, rue Tiphaine, Paris.

L'Association Générale des Mutilés de Guerre, 85 bis,
faubourg Saint-Honoré, Paris.

*La Fédération Nationale des Associations des Mutilés
et Réformés*, 1 bis, rue Vaneau, Paris.

La Fédération Ouvrière et Paysanne des Mutilés, 85
boulevard Beaumarchais, Paris.

L'Union des Mutilés et Réformés, 15, rue Molière,
Paris.

*L'Union Fédérale des Associations de Mutilés et
Réformés*, 1 rue de Brissac, Paris.

L'Union Nationale des Combattants, 13, rue La
Fayette, Paris.

La Semaine du Combattant, 15, rue Jules Lecesne, Le Havre.

L'Union des Aveugles de Guerre 25, rue Ballu, Paris.

Les Plus grands Mutilés, 10, rue St-Louis sur l'Ile, Paris.

Union Fraternelle des Blessés, 29, rue de Valois, Paris.

Fédération des Mutilés Tuberculeux, 13, rue Rollin, Paris.

Ligue des Mutilés Gazés et Blessés du Poumon, 10, rue d'Angoulême, Paris.

Association des Gazés de Guerre, 62, rue Erlanger, Paris.

Association des Mutilés de l'Oreille, secrétariat : villa Carpe diem, Sanary, (Var).

Union des Blessés de la Face, 28, boulevard de Strasbourg. Paris.

Drac, 26, rue Montparnasse, Paris.

Fédération des Combattants républicains, 1, rue La Vieuville, Paris.

Les Croix de Feu, 3, rue de Milan, Paris.

Conférence Internationale des Associations de Mutilés et d'Anciens Combattants (F. I. D. A. C.).

Confédération Nationale des Anciens Combattants et Victimes de la Guerre, 123, rue de Grenelle, Paris.

Fédération Inter-Alliée des anciens combattants, 96, rue de l'Université, Paris.

Fédération des Mutilés des Yeux, 1 bis, rue de la Réole. Paris.

La Flamme sous l'Arc de Triomphe, 100, rue Réaumur, Paris.

Fédération des Amputés, 15, rue Molière, Paris.

Fédération Nationale des plus grands Invalides, 10, rue Saint-Louis en l'Ile, Paris.

III — JOURNAUX DE MUTILÉS

La Charte, 1 bis, rue Vaneau, Paris.

Le *Journal des Mutilés*, 20, rue de la Chaussée d'Antin, Paris.

Le *Bulletin de l'Association Générale*, 85 bis, faubourg Saint-Honoré, Paris.

Le *Bulletin de l'Union des Mutilés*, 15, rue Molière, Paris.

Le Cran, 15, rue Jules Lecesne, Le Havre.

Aide et Protection, 25, rue Tiphaine, Paris.

Le *Mutilé des Yeux*, 1 bis, rue de La Réale, Paris.

Les Gueules Cassées, 28, boul. de Strasbourg, Paris.

Vivre, 5, rue Nouvelle, Paris.

Bulletin de l'Union des Aveugles, 25, rue Ballu, Paris.

La *Voix du Combattant*, 13, rue La Fayette, Paris.

Le *Mutilé*, 85, Boulevard Beaumarchais, Paris.

Les Etincelles, 34, rue des Archives, Paris.

IV — Associations et Journaux de Sourds

L'Association des Mutilés de l'Oreille, secrétariat général : Villa Carpe diem, boulevard Portissol, Sanary, (Var).

Cercle des Intellectuels Silencieux, 88 rue Claude Bernard, Paris.

Salon des Artistes Silencieux, 88, rue Claude Bernard, Paris.

L'Œuvre des Sourds, sourds-muets, sourds de Guerre, sourds-aveugles, (Maison des Silencieux), 31, rue de la Liberté, Paris.

La *Revue des Mutilés de l'Oreille*, direction : villa Carpe diem, boulevard Portissol, Sanary, (Var).

La Gazette des Sourds-Muets, 94, rue de la Mare, Paris.

Maison des Silencieux, 31, rue de la Liberté, Paris.

V — Oto-rhino-laryngologistes

Les Annuaires médicaux (dans toutes les librairies médicales et les pharmacies) contiennent les noms et adresses des médecins spécialistes de l'oreille de Paris, de France et des Colonies et des hôpitaux et cliniques.

VI — Fabricants d'appareils contre la surdité

Voir la « *Revue des Mutilés de l'Oreille* » qui ne conseille et ne recommande que des maisons sérieuses de premier ordre. Voici la liste des fabricants les plus connus et les plus réputés de France :

L'Acousticon, 13, rue Morère, Paris.
Maison Desgrais, 140, rue du Temple, Paris.
Maison Drapier, 41, rue de Rivoli, Paris.
Maison Franck-Valéry, 9, rue Richepanse, Paris.
Maison Lafont, 11, rue Vignon, Paris.
Le Phonophore, 53, rue Claude Bernard, Paris.
Maison Struxiano, 41, rue d'Amsterdam, Paris.

VII — Centres d'appareillages

Il existe à l'heure actuelle des Centres et des Sous-Centres d'appareillage dans les villes ci-après :

RÉGIONS	CENTRES	SOUS-CENTRES
G. M. P.	Paris	Orléans, Rouen, Le Havre, Migennes-Laroche.
1re	Lille	Amiens, Méziéres-Charleville.
9me	Tours	Le Mans, Angers, Bourges.
10me	Rennes	Brest, Nantes.
13me	Clermont-Ferrand	Montluçon, Tulle.
14me	Lyon	Annecy, Besançon, Gap, Grenoble, Dijon, Valence, Saint-Étienne.
15me	Marseille	Nice, Bastia, Ajaccio.
16me	Montpellier	Nîmes, Perpignan, Rodez.
17me	Toulouse	Carcassonne, Pau,
18me	Bordeaux	Bayonne, Limoges, Périgueux, Casablanca, Dakar, Fort-de-France.
19me	Alger	Constantine, Oran.
20me	Nancy	Châlons-sur-Marne, Troyes.
21mr	Strasbourg	Sarreguemines, Metz, Colmar, Mulhouse.
Tunisie	Salammbo	
Maroc	Casablanca	Rattaché à Bordeaux.

VIII. Liste des Associations de sourds et durs d'oreille existant dans le monde

(à l'exclusion des Associations de Sourds-Muets)

ÉTATS-UNIS D'AMÉRIQUE

Etats	Villes	Adresse
Arizona	Phœnix	606 North Seventh Street
California	Fresno	941 Clinton Avenue
«	Long-Beachs	2805 State Street
«	Los Angeles	2026 West Ninth Street
«	Pasadena	Luci Ella Case, 322 First Trust Building
«	San Diego	2915 Union Street
«	San Francisco	1212 Market Street
«	Santa Barbara	Helen Scriver, 20 Daily News Building
Colorado	Denver	415 17 th Street
District of Columbia	Washington	1713 H Street N. W.
Illinois	Chicago	De Paul Building, 64 East Lake Street
Iowa	Des Moines	209 Republic Building, Fifth and Grand Avenues
Kansas	Wichita	410 Schweiter Building
Maine	Portland	Marion F., Taylor, R. F. D. Nr. 4 Box 29 Portland
Maryland	Baltimore	3 East Centre Street
Massachusetts	Boston	339 Commonwealth Avenue
	Springfield	47 Keich Street
Michigan	Detroit	2682 Columbus Avenue
	Grand Rapids	614 Coit Avenue N. E.
Minnesota	St Paul	1641 Hennepin Avenue
	Minneapolis	217 Astoria Building
Missouri	St Louis	3817 Olive Street
New Jersey	Bloomfield	Community House
«	Jersey City	75 Brinkerhoff Street
«	Newark	33 Washington Street
New-York	Buffalo	132 Livingston Street
«	New-York	480 Lexington Avenue
«	Rochester	91 Monroe Street
«	Syracuse	445 South Warren Street

Etats	Villes	Adresse
Ohio	Cincinnati	400 Odd Fellows' Temple, Seventh and Elm Streets.
«	Cleveland	2628 Euclid Avenue
«	Columbus	401 Majestic Theatre Building
«	Dayton	204 U. B. Building
«	Toledo	2313 Ashland Avenue
Oregon	Portland	Leone Kabat, 2806 75 th Street S. E.
Pennsylvania	Erie	315 West Tenth Street
«	Philadelphia	1502 Loucust Street
«	Philadelphia	2114—2116 Locust Street
«	Pittsburg	1105 Highland Building
Rhode Island	Providence	335 Westminster Street
South Carolina	Charleston	62 Broad Street
Utah	Salt Lake City	Cicic Center, 149½ Regent Street
Virginia	Richmond	Y. M. C. A. Seventh and Grace Streets
California	East Bay	Mrs E. J. Walker, 2646 Dwight Way, Berkeley
«	Fresno	A. P. Smith, 1 Valley Bank Building
«	Glendale	Mrs Louise Cavell, 409 N. Lexington Avenue
«	Pomona	Mrs Laura M. Lewis, 365 Jefferson Street
«	San Francisco	Y. W. C. A. San Francisco
«	Santa Monika	Mrs F. L. Stineman, 526 Palisades Avenue
Connecticut	Hartford	MiB Colton, 749 Farmington Avenue, West Hartford
«	New Haven	Mrs. Brower Hewitt, 240 Edwards Street
Georgia	Augusta	510 Greene Street
Indiana	Indianapolis	1415 North La Salle Street
	Louisville	100 Caldwell Street
Kentucky	Greenfield	Room 411. Burnham Block
Massachusetts	Worcester	4 Davidson Road
Missouri	Kansas City	Ava Post, 3401 Pennsylvania Avenue
Nebraska	Omaha	Augusta Nelson, 2333 South 24 th Strret
New Jersey	Paterson	Mary C. Bolton, 113 Broadway
New-York	New-York	27 East, 81 th Street
Ohio	Cleveland	859 Rose Building
«	Youngstown	808 Fifth Avenue

Autriche

« *Vox* » *Schutzverband der Schwerhorigen Oester-reichs, Kohlenmarkt*, 11, Vienne.

Hongrie

Magyar Nagyolthollok Orszagos Eyessulete, Festetich-utca 3 sg. Buda-Pest VIII.

Tchéco-Slovaquie

Epheta (Verein Aschechischer Schwerhoriger und Ertaubter), Dr J. Svatek, Prague XVI, Smichornne Elisky Peskoué.

Suède

Svenska Foreningen for Dovas Val, Oestermalmsgatan, 62, Stokolm.

Norvège

Tunghortes Vel, Pilestraedet, 61, Ooslo.

Canada

Association for the deaf, 1509, Sherbrooke street, Montréal.

Danemark

Tunghores Vel, Graabrotredord, 6, Copenhague.

France

Association des Mutilés de l'Oreille, secrétariat-général : Villa Carpe diem, Sanary, (Var).

Grande-Bretagne

Butish league for the hard of hearing, 17, Langton rd., Londres S. W.

Lettonie

Vereinder Schwerhorigen in Riga, Frl. E. V. Boetticher, Freiheit, 51, Riga.

Hollande

Vereeniging tot henordering der helangen van Slechthoorenden : H. Snijders, Lankhorstlaan, 30, Heemsteede (post Harlem).

Parmi les multiples sociétés locales hollandaises à signaler celle que dirige M. Walrave, 217, Valerïustraat, Amsterdam.

Suisse

Bund Schweizerischer Schwerhorigenvereine, Aescherstrasse, 31, Bâle.

Parmi les Sociétés locales suisses, fort nombreuses et très vivantes, à signaler celle que préside : Mlle Amsler, 11, Avenue de la Gare, à Lausanne.

D'après l'ouvrage de M. Max Seufert, de Munich, dans lequel nous avons puisé la plupart des adresses ci-dessus, il résulte qu'un nombre *infime* de sourds et de durs d'oreilles appartiennent à des associations de sourds : 2.000 en France, 5.500 en Allemagne, 2.500 en Suisse, 6.000 en Hollande, 100 en Angleterre, 900 en Suède, 300 en Norvège, 1.000 en Danemark, 50 en Lettonie, 300 en Autriche, 200 en Tchécoslovaquie et 150 en Hongrie. Il n'existe donc, en Europe *qu'une vingtaine de milliers de sourds mutualistes* conscients de leurs devoirs et de leurs droits *sur des millions de déficients de l'ouïe* et les petits Etats sont avancés dans le progrès plus que les grands...

En Amérique, par contre, (aux Etats-Unis), on compte plusieurs dizaines de milliers de membres dans les nombreuses sociétés de sourds, et ceux-ci, tout comme les sourds-muets américains, possèdent des établissements merveilleusement agencés, des journaux, des œuvres de mutualité, des écoles de rééducation auditive et de lecture labiale, des églises et des théâtres avec microphones, restaurants, hôtels, etc....

IX. Liste des journaux de sourds et de durs d'oreille

(à l'exclusion des journaux de sourds-muets)

ALLEMAGNE : 1° *Das Blatt der Schwerhorigen*, Fasanenstrasse, 49, Beslin W 15.

2° *Zeitschrift für schwerhorigen*, Radickesstrasse 37, Berlin-Adlershof.

3° *Das Horrohr*, Chemnitzersstrasse, 4, Dresde, (Saxe.

4° *Süddeutsche Çeitschrif für Schmerhorige*, Kasernensstrasse 31, Stuttgart.

5° *Der Schwerbrorige und Ertombe*, Chemnitzersstrasse, 4, Dresde (Saxe) .

AMÉRIQUE : *Volta Review*, 1601, 35 th street, Washington D. C.

ANGLETERRE : *The Sumbeam*, 17, Langton road, London S. W. 9.

DANEMARK : *Tidsskrift for Tumghore*, Graahrodetorn 6, Copenhague.

FRANCE : *Revue des Mutilés de l'Oreille*, villa Carpe diem, Sanary, (Var).

HOLLANDE : *Naarhet volle Leven*, Imprimerie Verschoor, à Culemborg.

NORVÈGE : *Tidskrift for Tunghorte*, Pilestraerdet 61, à Oslo.

SUÈDE : *Meddelanden fran Svenska Foreningen for Davas Val*, Oestermalmsgatan, 62 n. b., à Stokolm.

SUISSE : *Schweizerisches Monatsblatt für Schwerhorige*, Aerschersstrasse, 16, à Bâle.

Aux Ecoutes, Hôtel des Familles, à Vevey.

TCHÉCO-SLOVAQUIE : *Efeta*, Imprimerie Vydava Efeta, Trziste 7, à Prague.

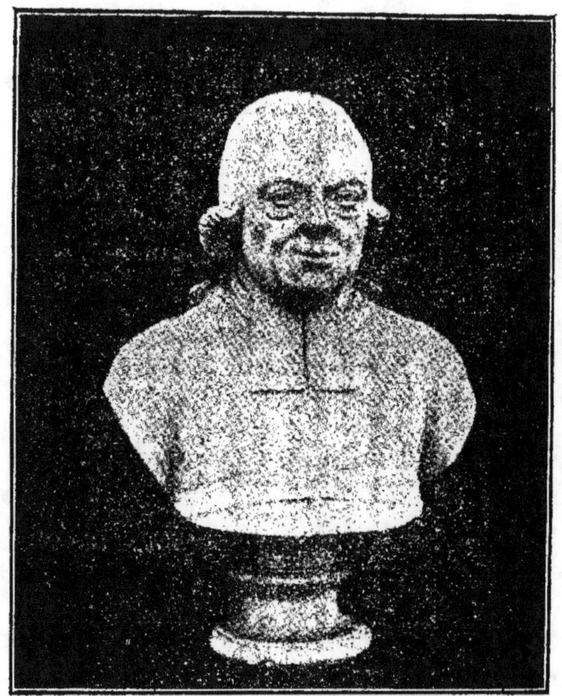

Buste de l'Abbé de l'Epée, par Deseine
(Salon de 1793)

L'Abbé de l'Epée (1712-1789) fut le créateur de l'enseignement des sourds-muets en France. Tout en comprenant l'importance de la parole, il fut obligé — du fait même du nombre, toujours croissant, de ses élèves — de recourir au système des signes méthodiques. Son œuvre est immortelle, car il a ouvert pour les sourds-muets l'ère de la rédemption.

Après sa mort, l'Assemblée nationale constituante l'a placé au rang des « citoyens qui ont le mieux mérité de l'Humanité et de la Patrie ». Sa gloire avait survécu à la grande tourmente de la Révolution. Son successeur fut l'Abbé Sicard (1742-1822), son disciple, membre de l'Académie Française. (Cliché de l'ouvrage *Les Sourds-muets*, de G. de Parrel et Lamarque).

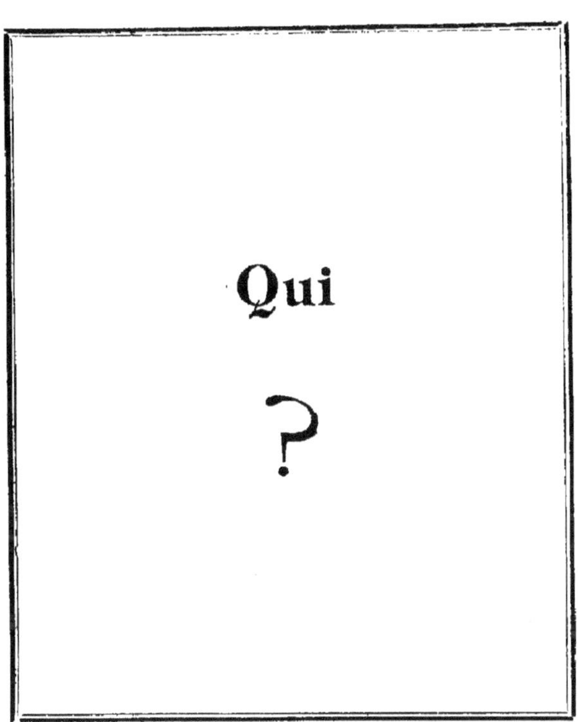

Buste de M. X...

le célèbre bienfaiteur des sourds au XXᵉ siècle

M. X... fut le créateur du *Foyer des Mutilés de l'Oreille* et de l'*Institut scientifique de l'Ouïe*, il consacra généreusement sa fortune à améliorer le sort des sourds comme jadis l'Abbé de l'Epée s'était voué à l'amélioration des conditions d'existence des sourds-muets. Grâce aux merveilleuses découvertes de l'*Institut scientifique de l'Ouïe*, nées de la collaboration intime de tous les maîtres de l'Otologie, de l'Electrothérapie et des plus habiles artisans de l'Acoustique et de la Télévision, tous les sourds, désormais entendent, comprennent ou lisent la voix humaine aussi rapidement et aussi distinctement que les entendants.

L'ardente philanthropie de M. X..., a permis la réalisation du super-hyper-microphone, extrêmement puissant, très net, indéréglable et presque invisible et du télémicro-enregistreur portatif qui reproduit instantanément par l'écriture les sons de la voix humaine. M. X. et les savants qui réalisèrent ces appareils ont mérité l'infinie reconnaissance des millions de sourds et l'admiration de l'humanité entière.

X. Publications recommandées

Les droits des anciens combattants et victimes de la Guerre, par Georges Félix, 160 pages Edition de la F. O. P., 85 Bd Beaumarchais, Paris 1930, 5 francs).

Guide pratique des mutilés, réformés et veuves de guerre, par Louis de Fouchier. 90 pages. (Edition Sirey, 22, rue Soufflot, Paris, 1930, 5 francs.)

La loi des Pensions, par G. Laux, 100 pages. (Edition de l'*Almanach du Combattant*, 80, rue de Bondy, Paris, 1929. 6 francs).

Les soins gratuits aux victimes de la Guerre, par D. Guidet, 44 pages (Imprimerie Blanchard, 24, rue Ménilmontant, Paris. 2 fr. 50).

Précis d'anacousie vocale et de labiologie (rééducation auditive et lecture sur les lèvres), par G. de Parrel, 492 pages. (Edition Maloine, 27, rue de l'Ecole de Médecine, Paris, 1917. 10 francs, plus majoration).

L'Office National des Combattants, par Jean Montier et Charles Vilain, 104 pages. (Edition Charles Lavauyelle,, 124, Bd Saint-Germain, Paris, 1928, prix non marqué).

Guide Labor (nomenclature des occupations et petites entreprises destinés à augmenter ses revenus, 196 pages, par L. Mercier. (Edition Labor, à La Rochelle, 1930, prix non marqué).

La loi Loucheur, ses avantages, comment en profiter ? par Hubert Aubert, 80 pages. (Edition de la *Voix du Combattant*, 13, rue La Fayette, Paris 1930. 7 fr. 50).

Vade-Mecum des pensionnés et combattants, par M. Possoz, 104 pages. (Edition du *Matin*, en vente à l'Office National des Mutilés, 6, Bd des Invalides, Paris. 1 fr. 50).

Manuel pratique pour le placement des enfants, malades et vieillards, 600 pages. (Edition de l'*Office Cen-*

tral des Œuvres de Bienfaisance, 175, Bd Saint-Germain, Paris, 1928, 22 francs).

Jurisprudence des Pensions, par Maurice Chauvet, 96 pages. (Imprimerie Causse, 59, avenue de Toulouse, Montpellier, 1925. Prix non marqué).

La lecture sur les lèvres, par Etienne Boudin, 148 pages. (Edition Maloine, 27, rue de l'Ecole de Médecine, Paris, 1912 ; prix non indiqué).

Paris charitable, bienfaisant et social, 1269 pages. Edition des *Œuvres de Bienfaisance*, 175, Bd Saint-Germain, 1926, 30 francs).

Les pensions d'Invalidité, textes et commentaires, par C. Valentino, 674 pages. (Edition Berger-Levrault, 136, Bd Saint-Germain, Paris, 1927, 35 francs).

Les emplois réservés aux mutilés, veuves, engagés et rengagés, par Charles Dubois, deux volumes, 276 et 548 pages. (Edition Berger-Levrault, 175, Bd Saint-Germain, Paris, 1927, 15 et 25 francs).

Manuel pratique sur les pensions militaires, par le capitaine C. Flutet, 646 pages. (Edition Charles Lavauzelle, 124, Bd Saint-Germain, Paris, 1926, prix non marqué).

Anciens combattants et Assurances sociales, par L. Foucault et M. Beauchamp, 20 pages. (Edition de la France Rénovée, 5, rue de Grenelle, Paris, 1930, prix non marqué).

Le nouveau Guide du Mutilé par L. Monnet, 104 pages. (Edition de la Fédération du Puy-de-Dôme, Maison du Mutilé, Clermont-Ferrand, 1929, prix non marqué).

Code des anciens combattants et des victimes de la Guerre, par Jean Souquet, 530 pages. (Edition Charles Lavauzelle, 124, Bd Saint-Germain, Paris, 1930, prix non marqué).

Les Sourds-Muets par G. de Parrel et Mme Lamarque, 446 pages avec 162 figures. (Edition des Presses Universitaires, 49, Bd Saint-Michel, Paris, 35 francs).

Le Réveil de l'Ouïe, par Emile Tillot, 272 pages, (Edition 1930, avec la collaboration des Docteurs Gellé et Lermoyez, 4, rue Bras de Fer, Rouen), 20 francs.

La Surdité et son traitement, par G. de Parrel, 272 pages. (Edition Albin Michel, 22, rue Huygens, Paris, 1926, 15 francs).

Guide du Mutilé de l'Oreille et des personnes sourdes, demi-sourdes et dures d'oreilles. Ouvrage couronné par l'Académie de Médecine, par Robert Morche, 250 pages. (Edition de la *Revue des Mutilés de l'Oreille*, à Sanary, Var, 1928, 12 francs).

Almanach du Combattant, sous la direction de Jacques Péricard. (Editeur : 80, rue de Bondy, Paris). Publication annuelle, 5 francs.

De Paris à Jérusalem, notes et souvenirs d'un voyage en Orient, (Italie, Grèce, Turquie, Syrie, Palestine et Egypte), par Robert Morche. (Edition de la *Revue des Indépendants*, à Sanary, Var, 10 francs).

L'Amour par les « Annales », roman, par Robert Morche, (avec plusieurs lettres d'amour historiques). (Edition de la *Revue des Indépendants*, à Sanary, Var. 10 francs).

Les Coulisses de l'Epopée par Emile Poiteau, (chez l'auteur, à Bienvilliers au Bois, 12 francs).

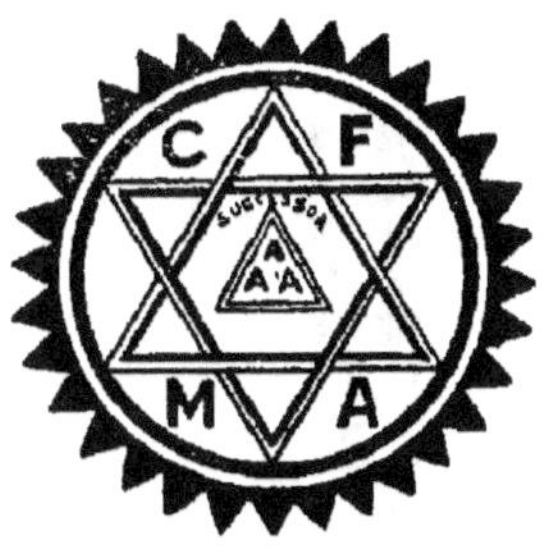

L'ACOUSTICON

La première marque du monde

13, Rue Morère, PARIS (14e)

Porte d'Orléans

Existe depuis 27 ans et a été répandu

avec succès

dans 23 pays différents

* * *

La Compagnie de l'Acousticon envoie gratuitement
sur demande une brochure illustrée de 32 pages
intitulée :
Une bonne nouvelle pour les Sourds

* * *

Amplificateurs pour personnes sourdes,
Appareils pour le massage de l'oreille,
Appareils pour mesurer le degré de surdité,
Amplificateurs pour salles de théâtre,
Amplificateurs pour églises et salles de confé-
rences,
Hauts-parleurs pour bureaux, ateliers, etc...

* * *

*Brochures, plans, devis, renseignements à titre gratuit
dans nos bureaux*

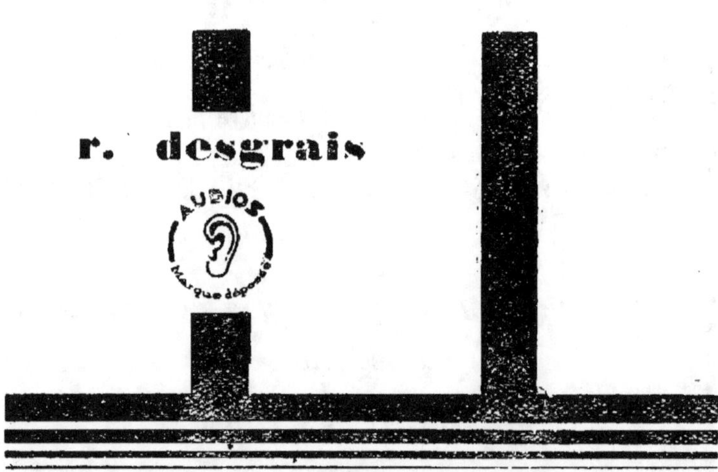

r. desgrais
AUDIOS
Marque déposée
les appareils de surdité sont du domaine
de l'art médical
les appareils " audios " sont
construits en tenant compte des plus
récentes découvertes intéressant l'ouïe.

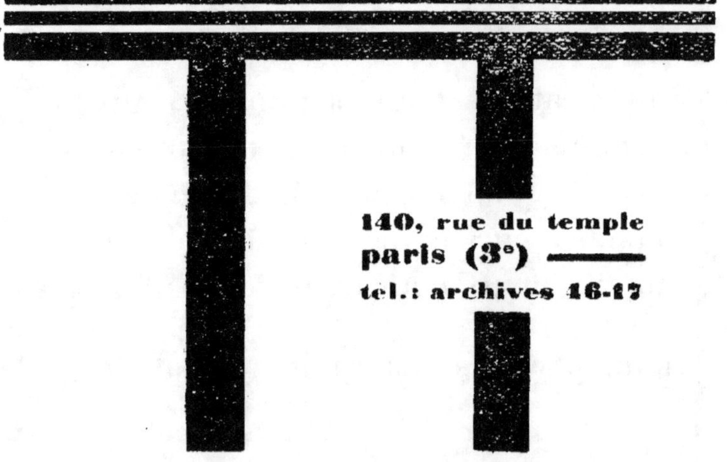

140, rue du temple
paris (3e)
tel.: archives 46-17

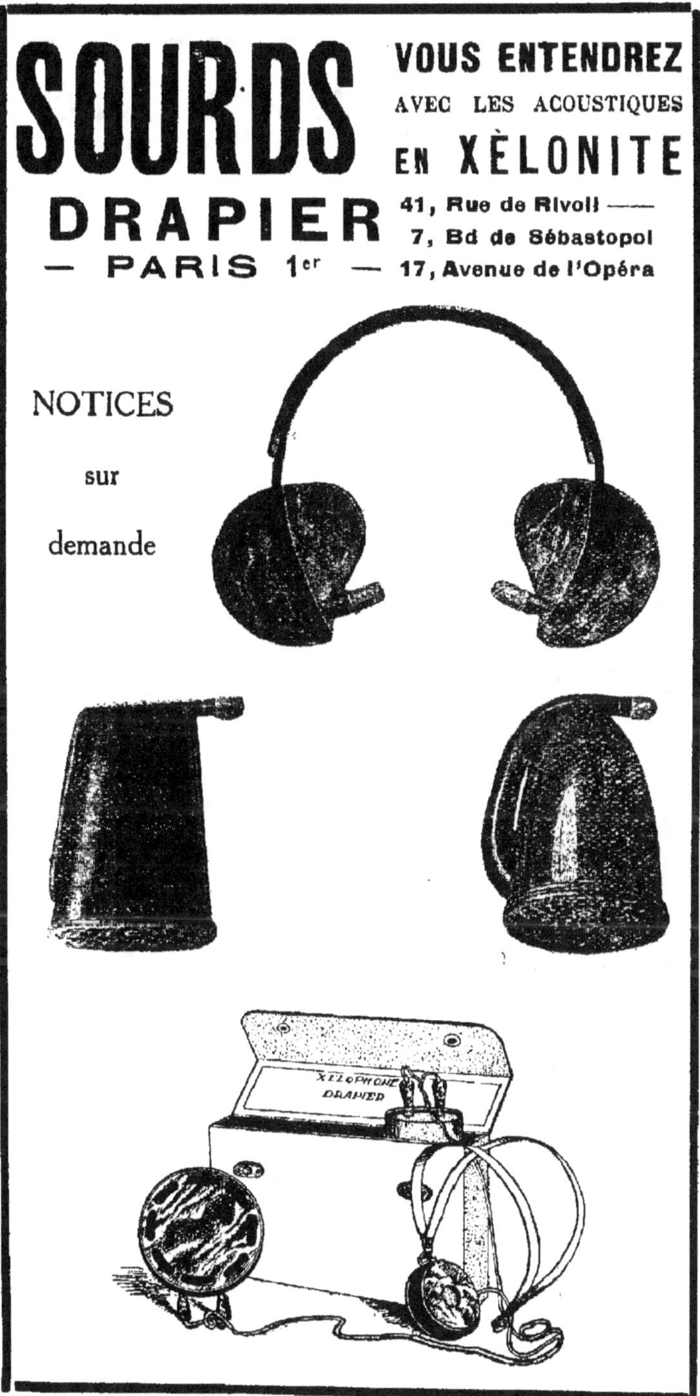

SOURDS
DRAPIER
— PARIS 1er —
VOUS ENTENDREZ
AVEC LES ACOUSTIQUES
EN XÈLONITE
41, Rue de Rivoli
7, Bd de Sébastopol
17, Avenue de l'Opéra
NOTICES
sur
demande
XÉLOPHONE
DRAPIER

LE PHONOPHORE

L'appareil acoustique idéal
pour personnes atteintes de dureté d'oreille

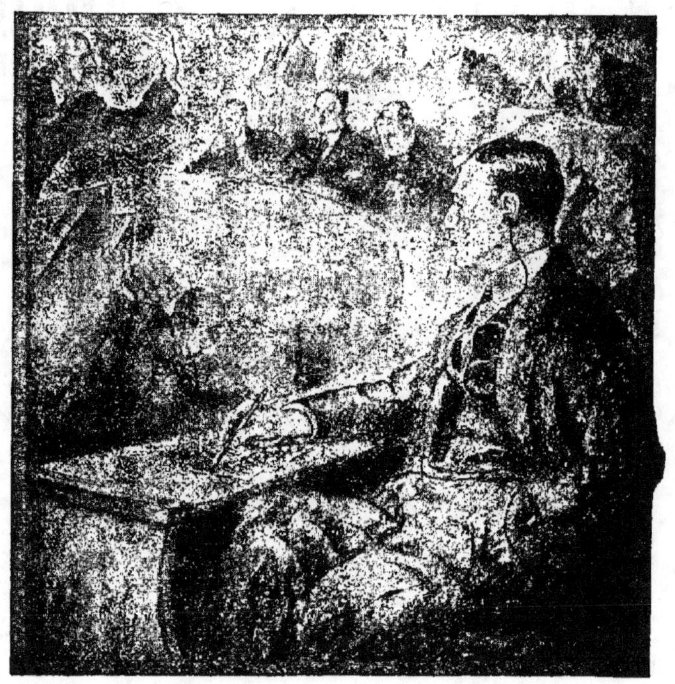

DEMANDEZ NOTICE ET PRIX
DEMONSTRATION GRATUITE
APPAREIL A L'ESSAI

Société Industrielle d'Appareils Médicaux
53, Rue Claude-Bernard - PARIS (5ᵉ)

R. C. Seine 222.077 B.   Téléph. : Gobelins 53-01

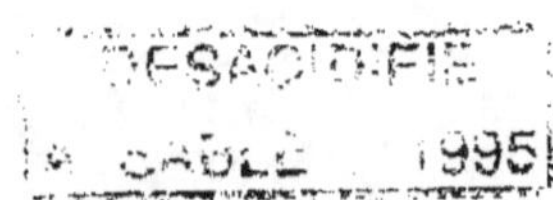

TABLE DES MATIÈRES